食物アレルギーのパラダイムシフト

— 経口免疫寛容と経皮感作を踏まえた新戦略 —

神奈川県立こども医療センターアレルギー科
栗原和幸 著

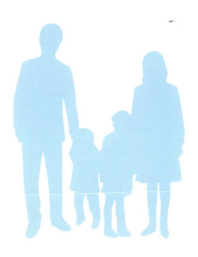

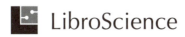

謹 告

　本書に記載されている診断法・治療法に関しては、発行時点における最新の情報に基づいて、正確を期するよう最善の努力を払っております。しかしながら、医学・医療の進歩により記載された内容が正確かつ完全でなくなる場合も生じます。実際の診断・治療に際しましては、医薬品添付文書や機器・器具の説明書で確認されるようお願いいたします。
　本書に示した診断法・検査法・治療法（医薬品、適応疾患）を患者に適用して不都合が生じた場合、著者ならびに出版社はその責を負いかねますのでご了承ください。

商標、登録商標について

　本書に記載されている製品名、商品名などはそれぞれ各社の商標または登録商標です。

序

「食べれば、食物アレルギーは治る－True or wrong？(2008)」は正しかった。

　食物アレルギーの感作から発症にいたる機序について、今、大きなパラダイムシフトが進行中である。社会的にも話題になっているのは、2015年2月、LEAPスタディの結果が報告され、アレルギー発症ハイリスク群において、ピーナッツを乳児期から食べ続けているとピーナッツアレルギーにはなりにくく、完全除去を続けているとピーナッツアレルギーになりやすい、という傾向が明確に示されたことがきっかけになっている。「食べないほうがいい」あるいは「食べるのを遅らせたほうがいい」というこれまでの常識を覆す結果だったからである。

　しかし、筆者にとっては、この結果は至って当たり前と感じられるものであり、そのことがやっとRCTの結果で明確に示されたという思いはあるが、驚く内容ではなかった。筆者は2008年に「食べれば、食物アレルギーは治る－True or wrong？」（日本小児アレルギー学会誌）の要旨として次のように書いた。「… 食物アレルギーの発症に関して、経皮感作の可能性、経口免疫寛容による耐性誘導の確立などが解明され、根本的に病態の捕らえ方を刷新しなければならない状況が見えてきた。積極的にアレルゲンとなる食品を経口的に摂取することで食物アレルギーを予防、あるいは治療できる可能性もあり、アレルゲンとの接触を断つ、というアレルギー疾患における指導原則は食物アレルギーに関してはあてはまらないのかもしれない」。当時すでに、免疫学における経口免疫寛容の概念は100年の時を経て確立したものであったが、筆者のこの論文に対して、安易に食べることを推奨していて危険である、あちこちで事故が起きる原因になっている、と多くの批判を受けた。しかし、今、あの論文の中で思い描いた概念体系は正しかったと自信を持って言うことができる状況になってきた。

　早くに古い概念を捨てて謙虚に新しい事実を見つめ、食物アレルギーを巡る概念の正しいパラダイムシフトを遂行して、基本的な理論を整理し、新しい対応方法を構築する必要がある。

　本書をまとめるにあたり、これまで診療の機会を与えてくれた全ての患者さん、そして経口免疫療法の実際の診療などを担当してくれた同僚医師に心より感謝します。また、厳しくも暖かい催促と適切なアドヴァイスを頂いた株式会社リブロ・サイエンスの蜂須賀理佳様、稲田誠二様に感謝します。

2015年11月

栗原　和幸

Contents

第1章　食物アレルギーの発症をめぐるパラダイムシフト ─── 1

❶ 経口免疫寛容 ─── 4
(1) 患者指導パンフレット（2004年）─── 4
(2) 1911年の論文 ─── 5
(3) 動物実験における経口免疫寛容 ─── 6
　① 食物の経口摂取による抗体産生抑制 ─── 6
　② 抗体産生の抑制に必要な経口摂取量の検討 ─── 7
　③ 感作が成立した後の経口摂取の影響 ─── 7
　④ ピーナッツ経口摂取の免疫系への影響の研究 ─── 9
　⑤ イヌを使った経口免疫寛容の実験 ─── 9
(4) 経口免疫寛容の免疫学的機序 ─── 10
(5) ヒトにおける経口免疫寛容 ─── 12
(6) 経口免疫寛容の臨床応用 ─── 14
(7) 予防ストラテジーの歴史的変遷 ─── 14
(8) 介入試験による経口免疫寛容の証明 ─── 18

❷ 経皮感作 ─── 25
(1) 離乳前の感作、除去中の悪化 ─── 25
(2) アトピー性皮膚炎と食物アレルギー ─── 26
　① アトピー性皮膚炎患者における食物アレルギーの頻度 ─── 26
　② アトピー性皮膚炎の成因 ─── 27
(3) フィラグリン遺伝子変異 ─── 27
(4) 経皮感作のしくみ ─── 30
(5) 経皮感作のモデル ─── 30
(6) 動物実験における経皮感作と経口免疫寛容 ─── 33
(7) 環境内食物アレルゲンの存在 ─── 34
(8) アトピー性皮膚炎から食物アレルギーへ ─── 36

❸ 新たな食物アレルギー予防ストラテジー ─── 37
(1) 除去食の陰に隠れた危険 ─── 37
(2) パラダイムシフトのまとめ ─── 40
(3) これからの方針 ─── 44

プライマリ・ケアの現場への提言 ① —— 46

第2章　食物アレルギーの実態 —— 47

❶ 食物アレルギーの疫学 —— 48
（1）食物アレルギーの頻度・罹患率 —— 49
（2）原因食品 —— 50

❷ 食物アレルギーの症状 —— 52

❸ アナフィラキシー —— 54
（1）定　義 —— 54
（2）時間経過 —— 54
（3）発生頻度（死亡例を含む）—— 55
（4）真の危険性 —— 58

❹ 意外な原因食物 —— 62

❺ 常識の嘘 —— 66

プライマリ・ケアの現場への提言 ② —— 70

第3章　食物アレルギーの診断 —— 71

❶ 問　診 —— 72

❷ 特異的IgE測定 —— 74
（1）一般論として —— 75
（2）食物アレルギーにおいて —— 76

❸ 皮膚テスト —— 79

❹ 食物経口負荷試験 —— 81

プライマリ・ケアの現場への提言 ③ —— 83

第4章　食物アレルギーの治療 —— 85

❶ 除去食 —— 86
（1）基本的方針 —— 86
（2）具体的な除去食の指導 —— 87

❷ 皮膚バリア機能の改善 —— 90

❸ 急性症状に対する対応 —— 91

❹ アナフィラキシーの対応 —— 93

❺ 経口免疫療法 —— 97
（1）免疫療法の歴史 —— 97

(2) 食物アレルギーの免疫療法 —— 98
　　(3) 筆者らの取り組み —— 99
　　　① 急速経口免疫療法（急速 OIT）の開始まで —— 100
　　　② 急速経口免疫療法（急速 OIT）の急速期の成績 —— 102
　　　③ 急速経口免疫療法（急速 OIT）の長期成績 —— 108
　　　④ 緩徐経口免疫療法（緩徐 OIT） —— 111
　　　⑤ 特徴的な症例 —— 114
　　　　(i) 同時期に治療したほぼ同じ背景を持つ卵アレルギーの2症例 —— 114
　　　　(ii) 微量で重篤なアナフィラキシーを起こした牛乳アレルギー症例 —— 116
　　　　(iii) 緩徐法では増量が不可能で急速法に変更した小麦アレルギー症例 —— 118
　　　⑥ 花粉-食物アレルギー症候群に対するシラカバ皮下免疫療法 —— 119
❻ 現時点での経口免疫療法の評価 —— 120
　　(1) 減感作と耐性 —— 120
　　(2) 臨床応用の是非 —— 123
　　　プライマリ・ケアの現場への提言④ —— 125

第5章　食物アレルギーのこれから —— 127

❶ 「とりあえずやめておく」はやめる —— 128
❷ とにかく皮膚を治す —— 130
❸ ちょっと食べてみる —— 131
❹ しかし、食べることは危険である —— 134
❺ 専門医療機関で経口免疫療法を —— 134
　　プライマリ・ケアの現場への提言⑤ —— 136

用語解説 —— 137
　• 免疫療法 —— 137
　• 制御性T細胞 —— 139
　• 口腔アレルギー症候群 —— 140
　• 花粉-食物アレルギー症候群 —— 140

Index —— 141

● 食物アレルギーのパラダイムシフト
－経口免疫寛容と経皮感作を踏まえた新戦略－

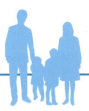

第1章

食物アレルギーの発症をめぐるパラダイムシフト

第1章 食物アレルギーの発症をめぐるパラダイムシフト

Key Sentence
- ❖ 食物アレルギーは食べてなる？
- ❖ 注目され続けた「経口免疫寛容」臨床への応用
- ❖ 食物アレルギーの新しい原因？「経皮感作」とは？
- ❖ 除去によってアレルギーが増加？ 見過ごされた悲劇

Key word 経口免疫寛容、経皮感作、アトピー性皮膚炎、アレルゲンの進入経路、フィラグリン遺伝子

『パラダイムシフト（英：paradigm shift）とは、その時代や分野において当然のことと考えられていた認識や思想、社会全体の価値観などが革命的にもしくは劇的に変化することを言う（Wikipedia）』とある。今、食物アレルギーの発症の機序を巡って、まさにパラダイムシフトが起こっている、いや、が起こらなければならない、その条件は整った、と筆者は感じている。

これまで、アレルギー対策の原則は「アレルゲンとの接触を避ける」であり、花粉症（花粉アレルギー）があっても、花粉と接触しなければ症状が誘発されることはなく、"No allergen, no symptom" の原則である。食物アレルギーにおいても、食べなければ症状は誘発されない、という意味においてこの原則は、ほぼ正しい（図1-1）。しかし、まだ未完成ではあるが、食べることによって食物アレルギーを治す経口免疫療法の成果が報告され、短期間に容易に治せる場合もあり、「食べなければ治癒しやすい」とはもはや言えない。さらに、食べなければ食物アレルギーを予防できるか、という点についてはすでに否定されている。「食物アレルギーは食べてなる」という常識、というよりも思考を停止した概念、について、今一度原点から考え直す必要がある。

我々小児科医は、実は、そのヒントとなる現象を日常診療の場でしばしば目にしている。離乳期の乳児が、まだ一度も摂取していない食物に強く感作されているのを見ることは稀ではない。従来は、母乳経由で経口摂取した結果（経母乳経口感作）であると説明されてきた。しかし、完全人工栄養の乳児でも同じことが見られること、卒乳以降に完全除去をしていても食物に対する感作が進行すること、などについてはこの理論では説明できない。

免疫学の領域においては経口免疫寛容という概念が確立していて、経口的に（そして経腸管的に）取り込まれた抗原に対しては強力に免疫抑制が起こり、アレルギー反応も抑えられる。その現象はおよそ100年前に気付かれていて、その後膨大な情報が集積されてきた。基礎免疫学の研究者からは臨床

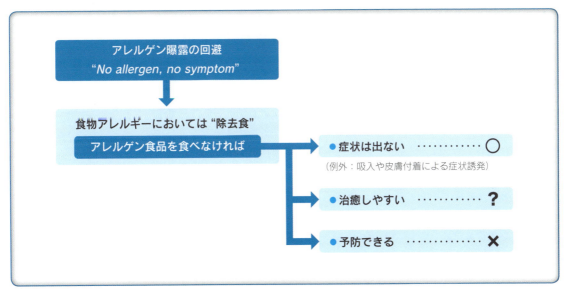

図1-1 アレルギー疾患患者に対する生活指導の原則

医家に向けて、この現象は臨床においても重要な意味を持つのではないか、と繰り返し投げかけられてきたが、食物アレルギーの診療・治療の場で顧みられることはこれまでほとんどなかった。それでも、ヒトにおいて経口免疫寛容が確かに機能していることを示す情報が徐々に報告され、さらに、緻密な大規模介入試験によって証明されるまでになった。

「食物アレルギーは食べてなる」のではないとしたら、では、どのような経路で発症するのか？ その答えとして今考えられているのは、**バリア機能の障害された皮膚を通して感作が成立、進行する（経皮感作）ということである**。皮膚角質の構成物質であるフィラグリンの産生遺伝子の異常とアトピー性皮膚炎の関連が知られるようになり、同じ頃にわが国では、小麦加水分解物含有石鹸による事件もあって経皮感作が注目され、この分野でも新たな知見が集積しつつある。

「経口免疫寛容」と「経皮感作」、この2つのキーワードを踏まえて食物アレルギーの発症からの経過を考えると、従来とは全く異なる情景が浮かび上がってくる。我々のこれまでの食物アレルギーに対する対応は間違っていたのかもしれないという反省とともに、全く新しい、これまでの方法とは正反対の対策が見えてくる。

1 経口免疫寛容

(1) 患者指導パンフレット（2004年）

　筆者が食物アレルギー患者用に作成したパンフレット『よくわかる食物アレルギー』[1]は「第1章　命がけの食事」で始まるのだが、第16章の主題に選んだのは、当時から強い関心を持っていた「経口免疫寛容」であった。当時は徹底的な除去食を進める流派が医師の中にもあり、ある食品でアレルギー症状を経験した患者が不安になって、あれもこれもやめてしまうという例をしばしば目にした。そういう動きに対して、こういう理論があって、食べられるものを広く食べておくことが食物アレルギーを予防する可能性がある、と伝えるために書いたものである。

　図1-2は、ある物質の注射（挿絵では背部に注射しているが、正確には腹腔内にアジュバントとともに注射することが多い）によって免疫（感作）された後に、その物質を経口摂取するとアレルギー反応を起こす（図1-2上）が、前もってその物質を食べさせておくと、同様の処置を受けてもアレルギー反応を起こさない（図1-2下）、すなわち経口免疫寛容が成立している

[1] 栗原和幸．監修（財）日本学校保健会，西間三馨，内藤昭三．MCクリエイト株式会社，東京，平成16年．（神奈川県立こども医療センターホームページ http://kcmc.kanagawa-pho.jp/ の診療科案内―アレルギー科，あるいは日本アレルギー協会HPなどでダウンロード可能）

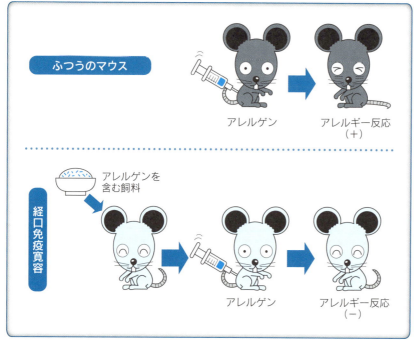

図1-2 偏らず幅広く食べることでアレルギー反応抑制

（栗原和幸．よくわかる食物アレルギー．監修（財）日本学校保健会，MCクリエイト株式会社，東京，平成16年11月11日）

ことを表している。当時も、そして今でも、経口免疫寛容を患者指導の中で重要な項目として取り上げている資料を目にすることはほとんどない。

(2) 1911年の論文

　経口免疫寛容について順々に年代を遡って調べていくと、1911年の論文[2]にたどり着いた。彼らはトウモロコシに含まれるzeinという蛋白質を用いてアナフィラキシーを起こす実験を行っていて、一群のモルモットは全く反応を起こさないことに気付いた。その原因を調べるうちに、トウモロコシを餌として与えているモルモットはトウモロコシ由来のzeinに反応しないことに気付いた（表1-1）。

2) Wells, HG, Osborne, TB. The biological reactions of the vegetable proteins. I. Anaphylaxis. *J Infect Dis* 1911;8:66-124.

表1-1 植物性蛋白質（zein*）を用いたアナフィラキシーの実験（破線四角は筆者追記）

Sensitizing Dose	Days' Interval	Second Injection	Symptoms	Subsequent Injections and Remarks
Zein		Zein		
1. 0.02	17	0.20	died in 1hr.	Animal not raised on corn diet
2. 0.004	17	0.25	〃 〃 40min.	〃 〃 〃 〃 〃
3. 0.002	18	0.20	〃 〃 12hrs.	〃 〃 〃 〃 〃
4. 0.0004	17	0.20	severe	〃 〃 〃 〃 〃
5. 0.0002	18	0.20	〃	〃 〃 〃 〃 〃
6. 0.01	25	0.20	died in 6hrs.	〃 〃 〃 〃 〃
7. 0.01	25	0.20	〃 〃 6	〃 〃 〃 〃 〃
8. 0.005	25	0.15	severe	〃 〃 〃 〃 〃
9. 0.02	23	0.1	none	〃 raised on corn diet
10. 0.01	23	0.1	〃	〃 〃 〃 〃 〃
11. 0.002	23	0.1	〃	〃 〃 〃 〃 〃
12. 0.01	17	0.1	severe	〃 〃 〃 bread and milk
13. 0.01	17	0.1	slight	
14. 0.01	18	0.1	none	〃 〃 〃 corn meal
15. 0.002	18	0.1	〃	〃 〃 〃 〃 〃
16. 0.001	18	0.1	〃	〃 〃 〃 〃 〃
17. 0.0003	18	0.1	〃	〃 〃 〃 〃 〃
18. 0.005	18	0.1	moderate	〃 〃 〃 oats and carrots
19. 0.001	18	0.1	severe	〃 〃 〃 〃 〃

＊zeinはトウモロコシ（corn）由来の蛋白質。
(Wells HG, Osborne TB. The biological reactions of the vegetable proteins. I. Anaphylaxis. *J Infect Dis* 1911;8:66-124)

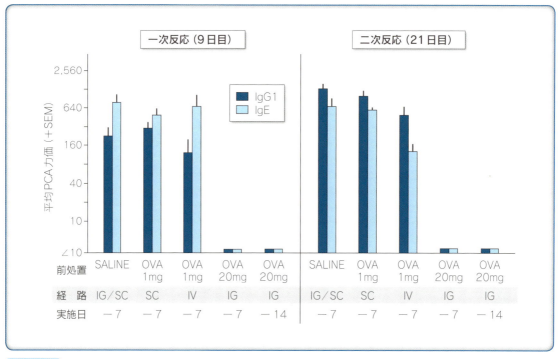

図1-3 免疫前のOVA（卵白アルブミン）1回経口摂取の抗体産生への影響

OVA：ovalbumin（オボアルブミン）、IG：Intra-gastric（胃内注入）、SC：subcutaneous injection（皮下注射）、IV：intravenous injection（静脈注射）
（Vaz NM, Maia LC, Hansen DG, et al. Inhibition of homocytotropic antibody responses in adult inbred mice by previous feeing of the specific antigen. J Allergy Clin Immunol 1977;60:110-5）

（3）動物実験における経口免疫寛容

経口免疫寛容はほぼ100年にわたって免疫学の主要な研究テーマであり、この間に膨大な研究が行われてきたが、象徴的な動物実験のデータを数件紹介する。指標に用いている免疫反応は報告によって異なるが、経口免疫寛容は基本的に、**IgEやIgGなどすべてのクラスの免疫グロブリンの産生（液性免疫）、さらに細胞性免疫も含めてすべての免疫反応を抑える。**

① 食物の経口摂取による抗体産生抑制[3]

マウスに卵白に含まれる蛋白の**オボアルブミン**（ovalbumin：OVA）を腹腔内にアジュバントとともに注射して免疫する実験系で、腹腔注射の7日前あるいは14日前に20mgのOVAを1回胃内に注入するだけでOVA特異的IgE・IgG1の産生がほぼ完全に抑制される（**図1-3**）。胃内注入のOVAの量を減らすと抑制の程度が減少するが1.25mgでも抗体産生は70〜75％抑制され、二次免疫（2回目の注射）後も同様の抑制であった。胃内注入と注射の間隔は8週間まで延ばしてもIgE・IgG1の産生は強力に抑制された。著者

[3] Vaz NM, Maia LC, Hanson DG, et al. Inhibition of homocytotropic antibody responses in adult inbred mice by previous feeding of the specific antigen. J Allergy Clin Immunol 1977;60:110-5.

表1-2 耐性誘導に対するOVAの経口摂取の用量の影響

処　置	血清レアギンタイター*
無処置	320
OVA 20mg	＜5
10mg	＜5
5mg	＜5
1mg	＜5
100μg	＜5
10μg	160

OVAは1日おきに8回経口摂取。
＊レアギンタイターはIgE活性を計る古い方法（筆者注）。
(Ngan J, Kind LS. Suppressor T cells for IgE and IgG in Peyer's patches of mice made tolerant by the oral administration of ovalbumin. *J Immunol* 1978;120:861-5)

らは「これらの知見は、将来、ヒトのアレルギー疾患の予防法を開発するために重要なものであろう」と記している。

② 抗体産生の抑制に必要な経口摂取量の検討[4]

①と同様の実験で、経口免疫寛容の成立に必要なOVAの量を検討している。1日おきに8回OVAを食べさせる方法では、1回のOVAを20mgから100μgまで減らしてもOVA特異的IgEの産生（レアギンタイター－reagin titerという古い方法で評価）は完全に抑制された（**表1-2**）。体重20gのマウスに100μgのOVAは、単純計算すると20kgのヒトで100mgのOVAに相当し、これは卵白2gに含まれる量である。経口摂取から注射で免疫するまでの間隔については、20mgの経口摂取の場合12週間まで延ばしても効果は変わらなかった。さらに、30日後あるいは60日後に注射による免疫を繰り返してもIgEの産生は起こらなかった。彼らは、腸管パイエル板あるいは脾臓のリンパ球を移植することでこの効果を他のマウスに移植できることを確認し、抑制性T細胞（suppressor T cell）の関与を想定している。

③ 感作が成立した後の経口摂取の影響[5]

これまでに示した実験では、まだ感作されていない動物に抗原を経口摂取させて、その後に同じ抗原の注射で誘導される免疫反応が抑制されることを示している。しかし、アレルギー患者においては、先に感作が成立しているので、これらの結果だけでアレルギー患者を治療できるという根拠にはならない。先に感作が成立していても経口摂取で免疫抑制が起こることを証明しなければならない。

4) Ngan J, Kind LS. Suppressor T cells for IgE and IgG in Peyer's patches of mice made tolerant by the oral administration of ovalbumin. *J Immunol* 1978;120:861-5.

5) Peng HJ, Turner MW, Strobel S. The kinetics of oral hyposensitization to a protein antigen are determined by immune status and the timing, dose and frequency of antigen administration. *Immunology* 1989;67:425-30.

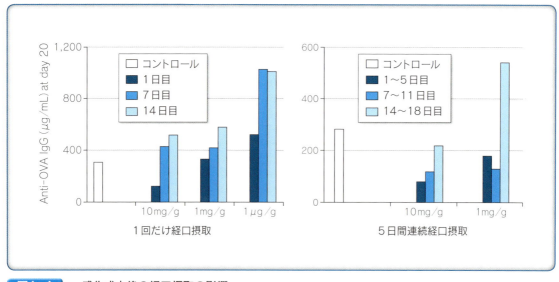

図1-4 感作成立後の経口摂取の影響

(Peng HJ, Turner MW, Strobel S. The kinetics of oral hyposensitization to a protein antigen are determined by immune status and the timing, dose and frequency of antigen administration. *Immunology* 1989;67:425-30)

　この実験では、先にアジュバントとOVAを注射して感作したマウスを用いている。経口投与のOVAの量は高用量（10mg/g体重）、中用量（1mg/g体重）、低用量（1μg/g体重）の3段階で、経口投与の時期は注射後1、7、14日に1回、あるいはそれぞれの日から5日間連続、である。結果は、1回のみ経口投与では、IgG産生は注射後1日目に高用量を投与した場合のみ抑制傾向を示し、14日目の高用量・中用量、すべての時期の低用量は逆に促進した（**図1-4左**）。遅延型アレルギーについてはここに示していないが、1日目あるいは7日目に高用量、中用量を単回投与した場合には抑制がみられ、それ以外では影響がなかった。5日間連続経口投与の実験では、IgG産生は1〜5日、7〜11日の高用量投与で抑制され、14〜18日の低用量投与では促進された（**図1-4右**）。遅延型アレルギーは高用量と中用量で検討し、いずれの投与時期でも抑制された。

　これらの結果は、ある食品を食べればいつでも必ず免疫抑制が起こるわけではなく、すでに感作が成立している場合には、免疫（アレルギー）促進も起こりうることを示している。しかし、経口摂取の時期、抗原量、回数・期間などの工夫で、容易ではないが、免疫（アレルギー）抑制を誘導し、アレルギーの治療として応用できる可能性を示している。

④ ピーナッツ経口摂取の免疫系への影響の研究[6]

　欧米では臨床的にピーナッツアレルギーが問題となっているにもかかわらず、ピーナッツを抗原とする動物実験があまり行われていない。ここでは、マウスの実験でピーナッツとOVAとの相違を検討している。経口摂取は1回のみで、7日後にアジュバントと注射して感作し、3週間後にブースタの注射をしてさらに1週間後に各免疫指標を解析している。

　細胞性免疫に関しては、OVA 2 mgの経口摂取で抑制するが、ピーナッツは100 mgが必要であった。抗体（IgG、IgE）産生に関しては、OVA 20 mgで抑制がみられたが、ピーナッツは100 mgが必要であった。ピーナッツは、より低用量では細胞性免疫も抗体産生もOVAより顕著に促進した。ただし、OVAは1種類の蛋白質であるが、使用したピーナッツは蛋白濃度85〜90％の脱脂ピーナッツで、数種類のアレルゲンとなる蛋白が含まれ、主要アレルゲンであるAra h 1、Ara h 2はそれぞれ総蛋白の12〜16％、5.9〜9.3％を占めるので、これらの蛋白質とOVAとを比較するとその差は6〜8倍に収まる。

⑤ イヌを使った経口免疫寛容の実験[7,8]

　動物実験の結果をそのままヒトに応用することは慎まなければならない。多くの免疫学の実験はマウス、モルモット、ラットなどの小動物を使って行われているが、イヌを使って行った実験の報告がある。Deplazesらは10gという大量のOVAを10日間イヌに経口摂取させるとOVAの皮下注射によるIgG・IgEの産生を完全に阻害し、これは抗原特異的に起こっていることを確認している。Zemannらは、生後9〜12週の1か月間、10 mgのOVAを毎日経口摂取させ、その直後から2週間ごとに4回、アジュバントとともにOVAを免疫している。OVA経口摂取群では、本来みられていたOVA特異的IgE・IgGの産生がほぼ完全に抑えられ（**図1-5A・B**）、そして結膜反応によるアレルギー誘発試験、喘息反応も有意に抑制され、IL-10とTGF-βがこの効果に関与していることを確認している。彼らは「現在のアレルゲン回避のパラダイムとは逆に、この結果は**アレルゲンの早期経口摂取が後のアレルギーの進展を予防する手段になりうる**ことを示している」と結んでいる。

[6] Strid J, Thomson M, Hourihane J, et al. A novel model of sensitization and oral tolerance to peanut protein. *Immunology* 2004; 113:293-303.

[7] Deplazes P, Penhale WJ, Greene WK, et al. Effect on humoral tolerance (IgG and IgE) in dogs by oral administration of ovalbumin and Der pI. *Vet Immunol Immunopathol* 1995;45:361-7.

[8] Zemann B, Schwaerzler C, Griot-Wenk M, et al. Oral administration of specific antigens to allergy-prone infant dogs induces IL-10 and TGF-beta expression and prevents allergy in adult life. *J Allergy Clin Immunol* 2003;111:1069-75.

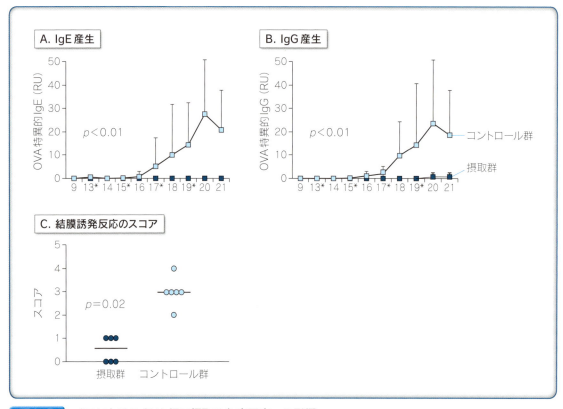

図1-5 イヌにおけるOVA経口摂取の免疫反応への影響

(Zemann B, Schwaerzler C, Griot-Wenk M, et al. Oral administration of specific antigens to allergy-prone infant dogs induces IL-10 and TGF-beta expression and prevents allergy in adult life. J Allergy Clin Immunol 2003;111:1069-75)

(4) 経口免疫寛容の免疫学的機序

現在、動物実験で明らかにされている経口免疫寛容の機序は**図1-6**のように説明されている[9]。大量(マウスの場合、20mg以上の蛋白抗原)を1回経口摂取した場合(high-dose tolerance)には**anergy(アネルギー＝T細胞の無反応状態)**や**clonal depletion(特異的クローン除去)**が誘導され、少量を繰り返し摂取した場合(low-dose tolerance)にはIL-10やTGF-βなどのサイトカインが関与する数種類の**制御性T細胞**(regulatory T：Treg、$CD4^+CD25^+$ Treg、Tr1、Th3の3種類が知られている)が誘導される。健常人では、経口摂取された食物成分は消化作用によって分解はするものの、ごく一部は抗原性を持ったまま吸収されている[10,11]が、それらの食物成分に対して免疫反応が起こらないのは経口免疫寛容が成立しているからである。しかし、ヒトにおいて、個々の食品に対して、どの時期に、どの程度摂取して、どのような機序で経口免疫寛容が成立するのか、ほとんど解明されていない。食物アレルギーの発症に関して「経口免疫寛容が破綻して食物アレルギーが発

9) Chehade M, Mayer, L. Oral tolerance and its relation to food hypersensitivities. J Allergy Clin Immunol 2005;115:3-12.

10) Pitcher-Wilmott RW, Booth I, Harries J, et al. Intestinal absorption of food antigens in coeliac disease. Arch Dis Child 1982;57:462-6.

11) Husby S. Dietary antigens: uptake and humoral immunity in man. APMIS Suppl 1988;1:1-40.

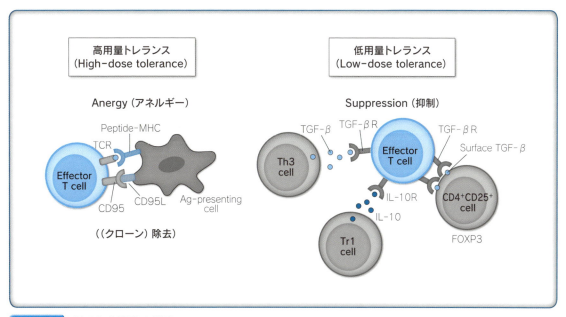

図1-6 経口免疫寛容の機序

(Chehade M, Mayer, L. Oral tolerance and its relation to food hypersensitivities. *J Allergy Clin Immunol* 2005;115:3-12)

症する」という紋切り型の記述はよく目にするが、具体的にはほとんど何も解明されていない。

　経口免疫寛容が発現するためには**腸管細菌叢**が必要であり、腸内細菌を有しない無菌動物ではこの現象は起こらない[12]。また、無菌マウスに *Escherichia coli* や *Bifidobacterium infantis* などの単一種の細菌の導入で経口免疫寛容はほぼ正常域まで回復し、これらの腸内細菌を**プロバイオティクス**として使用することがアレルギー疾患の治療に有用な手段となると推測されている[13]。しかし、腸内細菌の関与する機序が十分に解明されているわけではなく、無菌動物でも経口免疫寛容が誘導されるとする報告もある[14]。

　経口免疫寛容に影響する因子として抗原の量、性質（水溶性かどうか）、前もって感作されているかどうか、などのほかに、年齢があると考えられる。生後1週間のマウスは体重相当のOVAの経口摂取で液性免疫でも細胞性免疫でも感作されやすいが、成熟マウスでは経口免疫寛容が誘導される[15]。しかし、若いマウスに比べて高齢のマウスでは経口免疫寛容を誘導する能力が低い[16]。先に引用したZemannらは生後9～12週のイヌで経口免疫寛容を誘導しているが、これはヒトでは幼児期にあたると考えられる。

[12] Sudo N, Sawamura S, Tanaka K, et al. The requirement of intestinal bacterial flora for the development of an IgE production system fully susceptible to oral tolerance induction. *J Immunol* 1997;159:1739-45.

[13] Tanaka K, Ishikawa H. Role of intestinal bacterial flora in oral tolerance induction. *Histol Histopathol* 2004;19:907 14.

[14] Walton KL, Galanko JA, Balfour Sartor R, et al. T cell-mediated oral tolerance is intact in germ-free mice. *Clin Exp Immunol* 2006;143:503-12.

[15] Strobel S, Ferguson A. Immune responses to fed protein antigens in mice. 3. Systemic tolerance or priming is related to age at which antigen is first encountered. *Pediatr Res* 1984;18:588-94.

[16] Wakabayashi A, Utsuyama M, Hosoda T, et al. Induction of immunological tolerance by oral, but not intravenous and intraportal, administration of ovalbumin and the difference between young and old mice. *J Nutr Health Aging* 2006;10:183-91.

食物アレルギーのパラダイムシフト

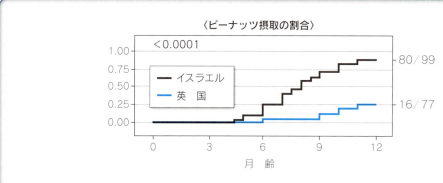

図1-7 イスラエルと英国に居住するユダヤ人小児のピーナッツ摂取状況とピーナッツアレルギーの比較

(Du Toit G, Katz Y, Sasieni P, *et al*. Early consumption of peanuts in infancy is associated with a low prevalence of peanut allergy. *J Allergy Clin Immunol* 2008;122:984-91)

(5) ヒトにおける経口免疫寛容

　ヒトにおいても経口免疫寛容が機能していることを示すデータはあるのであろうか。2008年にはDu Toitらの興味深い報告が出た[17]。イスラエルに居住するユダヤ人小児のピーナッツアレルギーの頻度は0.17％であるのに対して、ロンドン周辺に居住するユダヤ人小児では1.85％で、有意（$p < 0.001$）にイギリスの方が高い。生後9か月までのピーナッツ摂取歴はイスラエルで69％、イギリスでは10％であり（$p < 0.0001$）、イギリスでは実質的に、乳児にはほとんどピーナッツを与えてない（図1-7）。すなわち、**乳児期早期からの積極的なピーナッツの経口摂取が後のピーナッツアレルギーを予防していることを示唆している**。この報告を踏まえて、2009年、スウェーデンのWennergrenは *Viewpoint Article* で、「除去ではなく早期摂取が食物アレルギーの予防のための戦略である」と記し、その機序として経口免疫寛容を想定している[18]。

　牛乳に関する検討では、13,019人の中で牛乳アレルギーは66人（0.5％）であったが、ミルク開始時期はアレルギー児では116.1 ± 64.9日、非アレルギー児で61.6 ± 92.5日と有意差（$p < 0.001$）を認め、特に生後14日以内のミルク開始群における牛乳アレルギーは0.05％と著明に低く、母乳栄養

17) Du Toit G, Katz Y, Sasieni P, et al. Early consumption of peanuts in infancy is associated with a low prevalence of peanut allergy. *J Allergy Clin Immunol* 2008;122:984-91.

18) Wennergren G. What if it is the other way around? Early introduction of peanut and fish seems to be better than avoidance. *Acta Paediatr* 2009;98:1085-7.

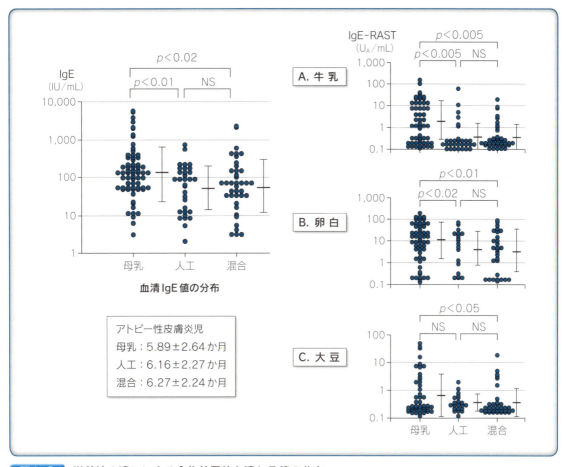

図1-8 栄養法の違いによる食物特異的血清IgE値の分布

(関根裕司, 木村光明, 山出晶子, 他. 人工乳のIgE抗体産生抑制作用. 日児誌 2002;106:360-7)

の補足としてミルクを早期に開始しておくことが耐性を誘導する可能性を指摘している[19]。実はもっと以前に、わが国でも同じ趣旨の検討がなされていて、完全母乳栄養児と比べて、人工乳を摂取している完全人工栄養児、混合栄養児の牛乳特異的IgEは有意に低く（どちらも $p<0.005$）（図1-8）、牛乳抗原への曝露により免疫寛容が誘導されたことを想定し、「牛乳アレルギーの予防対策の一つとして、乳児期早期からむしろ積極的に与えていくという方法についても、検討してみる価値があるように思われる」としている[20]。

食物アレルギーについてはここ20年くらいの間、患者教育としてその危険性を伝えることに主力が注がれ、アナフィラキシーやアナフィラキシーショック、その対応としてのアドレナリン自己注射などが紹介され、食品については完全除去の重要性が強調され、その後、やっと明らかな症状誘発がないのであれば食べてよい、という方向に向いてきた。このような環境の中で、積極的に食べることで食物アレルギーを予防できる可能性を示すこれら

[19] Katz Y, Rajuan N, Goldberg MR, et al. Early exposure to cow's milk protein is protective against IgE-mediated cow's milk protein allergy. J Allergy Clin Immunol 2010;126:77-82.

[20] 関根裕司, 木村光明, 山出晶子, 他. 人工乳のIgE抗体産生抑制作用. 日児誌, 2002;106: 360-7.

の情報は、半ば意図的に無視されてきたのではないか。

(6) 経口免疫寛容の臨床応用

　経口免疫寛容を治療に応用する試みは、食物アレルギーの領域ではなく、自己免疫疾患、膠原病の治療で先に開始されている。2006年の総論[21]ですでにヒトにおける多発性硬化症、関節リウマチ、ブドウ膜炎、糖尿病などの治療についても取り上げられている。治療手段としての実現にはまだいくつかの障害があるが、安全（毒性がない）で、抗原特異的に免疫反応を抑制し、長期間の利用が可能な治療手段として期待され[22]、まだ著明な成功には至っていないが有望な方法であるとしている[23]。

　人間国宝の漆職人である松田権六は、その著書の中で、漆職人の子どもは「あえて漆を少量ずつなめることで、アレルギーが起こりにくくなるようにしていた」と記述している[24]。また、職業的な接触で菊アレルギーを発症した症例に、菊ジュースの内服による経口免疫療法を試みて成功した報告がある[25]。

　食物アレルギーそのものの治療としての経口免疫療法は第4章（☞p.85～125）で取り上げる。

(7) 予防ストラテジーの歴史的変遷

　食物アレルギーの多くは乳児期から幼児期にかけて発症し、その理由として、免疫系と消化器の未熟性が関係するとこれまでは一般に考えられてきた。当然の成り行きで、離乳食の開始を遅らせて、これらの機能が成熟するのを待って、さまざまな食品の摂取を開始する方がいいのではないかと考えられた。この方針はアレルゲンとの接触を避けるという原則とも矛盾しない。科学の分野でも、ある時期にあることに関心が集まり、それが正しいという論文が相次いで出されて、しばらくの後、今度は相反する情報が相次いで出てきて、先の考えが否定されるということはいろいろな面で起こってきたが、食物アレルギーにおいてもそれに近い現象が認められる。

　Mariniらの1996年の報告では、279人の環境整備介入群と非介入群におけるアレルギー疾患の頻度はそれぞれ1歳で11.5％対54.4％、2歳で14.9％対65.6％、そして3歳で20.6％対74.1％と一貫して介入群で低く、食物関係の因子で重要なものとして、①生後第1週の人工ミルク、②4週より前の離乳開始、③6か月より前の牛乳摂取、④6か月より前の牛乳摂取、を挙げている[26]。HalkensとHøstは彼ら自身の調査も踏まえて、粘膜免疫の未熟性と腸管の透過性亢進がアレルギー疾患の発症に関係すると述べて

---

21) Faria AM, Weiner HL. Oral tolerance:therapeutic implications for autoimmune diseases. *Clin Dev Immunol* 2006;13:143-57.

22) Ilan Y. Oral tolerance:Can we make it work? *Hum Immunol* 2009;70:768-76.

23) Meyer T, Ullrich R, Zeitz M. Oral tolerance induction in humans. *Exp Mol Pathol* 2012;93:449-54.

24) 松田 権六：うるしの話（岩波文庫）．岩波書店，1964．

25) 今井満ちる，池澤有子，前田修子，他．菊ジュースによる経口免疫寛容誘導が有効であった菊皮膚炎の1例．日皮会誌 2012;122:444．（抄録）

26) Marini A, Agosti M, Motta G, et al. Effects of a dietary and environmental prevention programme on the incidence of allergic symptoms in high atopic risk infants; three years' follow-up. *Acta Paediatr Suppl* 1996;414:1-21.

いる[27]。両親がアトピー性皮膚炎素因を持つ乳児で、6か月までの完全母乳栄養群と、3か月から母乳に固形食を加えた群で、1歳時の湿疹と食物アレルギーの頻度は前者で少なかったとの報告もある[28]。固形食開始時期と乳児の体重や疾病に関する研究では、12週以前に開始した群ではそうでない群と比較して26週まで体重が重く、消化器疾患、喘鳴、おむつ皮膚炎には関係しないが、ある時期呼吸器疾患や咳嗽が増加し、8～12週で開始した群で湿疹が多かったとの報告もある[29]が、面白いことに、「固形食の早期開始は以前言われていたほど危険性はない」とここでは結論している。

その後、徐々に風向きが変わり、妊娠中の母親、授乳中の母親あるいは乳児に対する予防的食物除去の効果に関する成績は芳しくなくなり、逆に、遅い離乳はアレルギー疾患を増やすとする報告が増えてくる。642人の乳児を5.5歳まで追跡した調査では、遅い固形食の導入は喘息、アトピー性皮膚炎、プリックテストの結果に影響を与えないが、卵の遅い開始（6～8か月）はより早い時期の開始と比較してアトピー性皮膚炎を増加させる傾向が認められ[30]、2,612人のコホート研究では固形物の開始を6か月以降に遅らせることにはアトピー性疾患発症の予防効果はなく[31]、さらに、6か月以前に穀物を食べ始めた群ではそうでない群と比較して小麦特異的IgEの産生が抑えられると報告された[32]。台湾での18,773人の出生コホート研究では、母乳栄養の延長や固形食開始を遅らせることには18か月の時点でアトピー性皮膚炎を予防する根拠はなく、むしろ増加の危険性さえある、と結論している[33]。米国デトロイトでの600人の出生コホート研究では、4か月未満の固形食開始は2～3歳までのピーナッツの感作、そしておそらく卵の感作も、減らす、と結論している[34]が、これは親に喘息あるいはアレルギーの既往がある子供に限られるとの注釈がついている。

Zutavernは先にも取り上げたように繰り返しこの種の疫学調査を報告しているが、ドイツで行われた3,000人規模のコホート研究LISAでは、4か月あるいは6か月以上離乳を遅らせることで6歳時の喘息、アレルギー性鼻炎、食物や吸入抗原に対する感作などを予防することはできない、湿疹に関しては効果があるかもしれない、遅い固形食開始と食物感作の正の相関は注意深く解釈されるべきであるが、一般に言われているように固形食の遅い導入に食物感作の予防効果があるようにはみえない、と慎重な言い回しながら、注目すべき結論に到達している[35]。

オランダの出生コホート研究KOALAでは、2,588人の調査で乳製品導入の遅れは湿疹を増加させ、他の食品の遅れは2歳でのアトピー性皮膚炎を増加させ、逆相関関係（reverse causation：アレルギー疾患が発生したから離

[27] Halken S, Høst A. Prevention of allergic disease. Exposure to food allergens and dietetic intervention. *Pediatr Allergy Immunol* 1996;7 (9 Suppl) :102-7.

[28] Kajosaari M, Saarinen UM. Prophylaxis of atopic disease by six months' total solid food elimination. Evaluation of 135 exclusively breast-fed infants of atopic families. *Acta Paediatr Scand* 1983;72:411-4.

[29] Forsyth JS, Ogston SA, Clark A, et al. Relation between early introduction of solid food to infants and their weight and illnesses during the first two years of life. *BMJ* 1993;306:1572-6.

[30] Zutavern A, von Mutius E, Harris J, et al. The introduction of solids in relation to asthma and eczema. *Arch Dis Child* 2004;89:303-8.

[31] Zutavern A, Brockow I, Schaaf B, et al. Timing of solid food introduction in relation to atopic dermatitis and atopic sensitization:results from a prospective birth cohort study. *Pediatrics* 2006;117:401-11.

[32] Poole JA, Barriga K, Leung DY, et al. Timing of initial exposure to cereal grains and the risk of wheat allergy. *Pediatrics* 2006;117:2175-82.

[33] Chuang CH, Hsieh WS, Chen YC, et al. Infant feeding practices and physician diagnosed atopic dermatitis:a prospective cohort study in Taiwan. *Pediatr Allergy Immunol* 2011;22 (1 Pt 1) :43-9.

[34] Joseph CL, Ownby DR, Havstad SL, et al. Early complementary feeding and risk of food sensitization in a birth cohort. *J Allergy Clin Immunol* 2011;127:1203-10.

[35] Zutavern A, Brockow I, Schaaf B, et al. Timing of solid food introduction in relation to eczema, asthma, allergic rhinitis, and food and inhalant sensitization at the age of 6 years:results from the prospective birth cohort study LISA. *Pediatrics* 2008;121:e44-52.

乳を遅らせるという関係）が影響することを避けるためにごく早期の湿疹・喘鳴出現群を除外しても、結果の本質は変化しなかった、と報告している[36]。

　フィンランドの、本来は1型糖尿病の調査を目的とした994人のコホート研究でも、乳児期の固形食開始と5歳時のアレルギー感作を調査したところ、ジャガイモ（4か月以降）、オート麦（5か月以降）、ライ麦（7か月以降）、小麦（6か月以降）、肉類（5.5か月以降）、魚（8.2か月以降）、そして卵（10.5か月以降）の遅い開始が有意に食物のアレルギー感作と関連し、吸入性アレルゲンへの感作にも関連しており、遅い固形食の導入の危険性を明確に指摘している[37]。さらに対象を3,781人まで増やして、離乳時期が早いとその地域の主要アレルゲンであるシラカバ花粉の感作が減ることを追加し、3か月時点で3品目より少ない固形食の導入は小麦、オオアワガエリおよびシラカバ花粉の感作と関連する、としている[38]。

　欧州の共同研究グループからも856人の6歳までの出生コホート研究が報告され、1歳までの食物の多様性（食品の種類）が喘息発症と用量依存性に負の相関（食品種が多ければ喘息発症が減る）がみられ、食物アレルギー、食物への感作についても同様の関係があり、さらに6歳時のforkhead box protein 3（Foxp3：制御性T細胞に特異的な転写因子）とは正の相関、Cε germline transcript（CεGT：IL-4で誘導されIgE産生B細胞へのクラススイッチに関係する）とは負の相関が確認されている[39]。先に引用したNwaruたちも同じ方向性の結論を同時期に示しており、4か月までの食品の多様性は影響がないが、6か月時点で多様性の狭さがアレルギー性鼻炎に関連し、12か月時点のそれはあらゆるタイプの喘息、喘鳴、アレルギー性鼻炎に関連する、と結論している[40]。

　これらの個々の研究報告とともに、公的な指針においてもこの間に変化があった。米国小児科学会（American Academy of Pediatrics：AAP）の栄養委員会は2000年に声明を出している[41]。これは、本来は加水分解乳をテーマとしたものであったが、文末のRecommendationsに**離乳食に関する方針**がまとめられている（**図1-9上**）。この部分について、根拠となる論文などはここでは全く示されていない。食べない方がいいはずだ、食べるのを遅らせれば食物アレルギーの発症を減らせるはずだ、という当時の常識的な考えを示したものなのであろう。しかし、この2000年声明は2008年に出された新しい声明[42]によって撤回された。このときは、63件の文献を引用して、それらのエビデンスに従って考察をまとめている。Summaryにある9つの見解の6の部分の邦訳を**図1-9下**に示す。欧州でもこれと同じ動きがあったが、このあたりは国民性の違いも感じるところであり、欧米ではある時点で

[36] Snijders BE, Thijs C, van Ree R, et al. Age at first introduction of cow milk products and other food products in relation to infant atopic manifestations in the first 2 years of life: the KOALA Birth Cohort Study. Pediatrics 2008;122:e115-22.

[37] Nwaru BI, Erkkola M, Ahonen S, et al. Age at the introduction of solid foods during the first year and allergic sensitization at age 5 years. Pediatrics 2010 Jan;125:50-9.

[38] Nwaru BI, Erkkola M, Ahonen S, et al. Age at the introduction of solid foods during the first year and allergic sensitization at age 5 years. Pediatrics 2010;125:50-9.

[39] Roduit C, Frei R, Depner M, et al. Increased food diversity in the first year of life is inversely associated with allergic diseases. J Allergy Clin Immunol 2014;133:1056-64.

[40] Nwaru BI, Takkinen HM, Kaila M, et al. Food diversity in infancy and the risk of childhood asthma and allergies. J Allergy Clin Immunol 2014;133:1084-91.

[41] American Academy of Pediatrics Committee on Nutrition. Hypoallergenic Infant Formula. Pediatrics 2000;106:346-9.

[42] Greer F, Sicherer S, Burks W. Effects of early nutritional interventions on the development of atopic disease in infants and children: The role of maternal dietary restriction, breastfeeding, timing of introduction of complementary foods, and hydrolyzed formulas. Pediatrics 2008;121:183-91.

米国小児科学会の声明（2000年）より抜粋

3. アレルギー疾患の家族歴からハイリスクであると考えられる（両親、片親と同胞）乳児は、完全母乳栄養、低アレルギーミルク、さらに部分加水分解乳、が好ましい可能性がある。また、結論には達していないが、現時点では次の推奨が妥当であると考えられる。

   a) 1年間、あるいはそれ以上母乳栄養を続け、この間、低アレルギーミルクを追加栄養として使用し、母親はピーナッツとツリーナッツ（アーモンド、クルミなど）を除去し、卵、牛乳、魚、その他の食品の除去を考慮する。固形物は6か月までは導入すべきでなく、乳製品は1歳まで、卵は2歳まで、ピーナッツ、ナッツ、および魚は3歳まで遅らせる。

   b) 妊娠中の母親の食事制限はおそらくピーナッツ以外は必要ない。

(American Academy of Pediatrics. Committee on Nutrition. Hypoallergenic infant formulas. *Pediatrics* 2000;106:346-9)

米国小児科学会の声明（2008年）より抜粋

6. 固形食は4～6か月以前に開始されるべきではないが、それ以上に遅らせてもアトピー性疾患の発症を予防する根拠はない。高アレルギー性食品と考えられる魚、卵、ピーナッツについても同様である。

(Greer F, Sicherer S, Burks W. Effects of early nutritional interventions on the development of atopic disease in infants and children: The role of maternal dietary restriction, breastfeeding, timing of introduction of complementary foods, and hydrolyzed formulas. *Pediatrics* 2008;121;183-91)

図1-9 米国小児科学会の声明（2000年、2008年）

いちばん良いと思われる方針を公にし、間違いが明らかになってきたらその時点で訂正する、という方針のように思われる。わが国ではいろいろな面で態度を明らかにせず、欧米が方針を決定すると、安心してそれに追随するということが、医療面においてもあるように思われる。わが国の『食物アレルギー診療ガイドライン2012』[43]（以下、ガイドライン2012とする）では、米国小児科学会の2008年声明やその他の欧米の指針を記載してそれに準じるとしている。

この間に出された離乳の時期に関するもう一つの声明が**世界保健機関（WHO）からの母乳栄養に関する勧告**で、2001年3月のジュネーブでの専門家会議をまとめて、「6か月間の完全母乳栄養、そしてその後も、母乳を続

43) 日本小児アレルギー学会食物アレルギー委員会，食物アレルギー診療ガイドライン2012，協和企画．

けながら固形食を開始すること」を推奨している[44]。この声明が世界的に大きな影響力を持つことは確実であろう。わが国の離乳の指針は2007年に厚生労働省から出されており[45]、離乳開始の時期は「5, 6か月頃が適当である」とされ、それ以前の「4か月以降～6か月中」（「改定 離乳の基本」厚生省1995年）から変更された。その根拠は明確にされていないが、離乳の時期に関する調査で昭和60年には4か月が34.9％、5か月が32.3％、6か月が15.5％であったが、平成17年にはそれぞれ10.9％、47.6％、28.6％と遅くなっているという調査結果を載せており、現状追認と先のWHOの「6か月」に準じたことが推察される。しかし、全世界を視野に入れたWHOの声明は、乳児の感染症を減らすことを考慮して設定されたであろうことは容易に推測でき、食物アレルギーの予防を考慮するならば、衛生環境が世界水準と比較して著明に高いわが国においては、現状よりも離乳を早める、少なくとも以前の状態に戻すことが好ましいと思われる。生後3か月以前に関しては、腸管の透過性が高いために免疫反応を起こしやすいとの報告がある[46]。

微量の食物特異的IgEが臍帯血中に検出され、高感度アレルゲンマイクロアレイで胎児由来であることを確認し、食物アレルゲンに対する胎内感作が起こっているとする報告がある[47]が、このことが出生後の食物アレルギーの直接の起源であると結論するものではないだろう。

(8) 介入試験による経口免疫寛容の証明

これまで述べてきた条件を総合的に判断するなら、経口免疫寛容を応用した新しい食物アレルギーの対応法へ舵を切ってもよい状況にすでにあると筆者には思われるが、さらに大規模ランダム化コホート研究による決定的な情報が望まれるところではある。

2013年、中等症以上の湿疹を持つ乳児を対象に、卵を早期から継続的に食べることが卵アレルギーの発症にどう影響するかを調べた研究結果が報告された[48]。全卵粉49人、二重盲検法のプラセボとして米粉37人の2群で生後4～8か月までの間、毎日1匙分を摂取し、8か月以降は両群とも加熱卵が許可された。12か月の時点で卵アレルギーと診断されたのは全卵粉群で33％、米粉群では51％であったが、統計的有意差はなかった。実は、4か月の研究開始時、全卵粉群の31％がすでに卵アレルギーの状態にあり、プロトコールが実施できなかったということもあり、当初予定した人数が集められなかったことが背景にある。

2015年2月、かねてよりその研究成果が大きな関心を持って待たれていたLEAP (Learning Early About Peanut Allergy) studyの結果が報告された[49]。この分野で精力的に活動しているロンドンのG. Lackの率いる研

44) The optimal duration of exclusive breastfeeding, Report of the expert consultation (http://www.who.int/nutrition/publications/infantfeeding/WHO_NHD_01.09/en/)

45) 授乳・離乳の支援ガイド，II 離乳編 (http://www.mhlw.go.jp/shingi/2007/03/dl/s0314-17c.pdf)

46) Eastham EJ, Lichauco T, Grady MI, et al. Antigenicity of infant formulas: role of immature intestine on protein permeability. J Pediatr 1978;93:561-4.

47) Kamemura N, Tada H, Shimojo N, et al. Intrauterine sensitization of allergen-specific IgE analyzed by a highly sensitive new allergen microarray. J Allergy Clin Immunol 2012;130:113-21.

48) Palmer DJ, Metcalfe J, Makrides M, et al. Early regular egg exposure in infants with eczema:A randomized controlled trial. J Allergy Clin Immunol 2013;132:387-92.

49) Du Toit G, Roberts G, Sayre PH, et al. Randomized trial of peanut consumption in infants at risk for peanut allergy. N Engl J Med 2015;372:803-13.

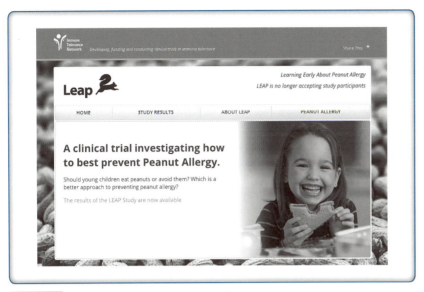

図1-10　LEAPスタディのホームページ (http://www.leapstudy.co.uk)

究であり、ピーナッツアレルギー全体の解説も含むWebページがあり（図1-10）、リスがロゴマークとして使われているのはleap＝「（将来への？）跳躍」、さらにリスの餌としてのナッツのイメージ、にかけたものであろうか。

研究デザインはオープン法ランダム化対照比較試験で、参加者は、ひどい湿疹あるいは卵アレルギーのどちらかあるいはその両方を持つ（つまりアレルギー発症のハイリスクの状態）4〜10か月の乳児である。参加者（640人）はまずピーナッツのプリックテストを受け、陰性（542人）の場合は2g、陽性（98人）の場合は少量から徐々に増量して総量3.9g、のピーナッツ経口負荷試験を行った。その後、参加者は無作為にピーナッツ摂取群（319人）と除去群（321人）に振り分けられているが、負荷試験陽性の場合はピーナッツ摂取群に振り分けられてもピーナッツは除去している（プリックテスト陽性群の6/47人（12.8％）、陰性群の1/272人（0.37％））。摂取群は1週間あたり6gのピーナッツ蛋白を3回あるいはそれ以上に分割して摂取することを60か月まで継続した。主要評価項目は60か月時点のピーナッツ経口負荷試験によって判定するピーナッツアレルギー患者の頻度である。その結果は歴然としたものであった（図1-11）。

上段（A）の治療企図解析（Intention-to-Treat Analysis）では、少数の脱落例（全体で12人）を除いて、それぞれの群に振り分けられたすべての対象例を含めて解析を行っており、628人のうち摂取群のピーナッツアレルギー頻度は3.2％、除去群の頻度は17.2％であった。摂取群は全体で314人であり、3.2％すなわち10人がピーナッツアレルギーと判定されているが、この

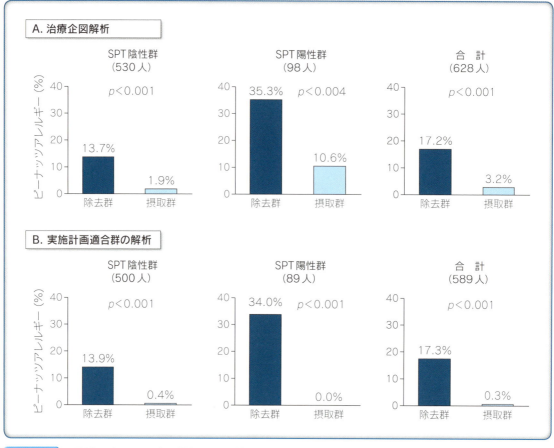

図1-11 LEAPスタディの主要評価項目の結果

(Du Toit G, Roberts G, Lack G. LEAP Study Team. Randomized trial of peanut consumption in infants at risk for peanut allergy. *N Engl J Med* 2015 Feb 26;372(9):803-13)

解析には摂取群に振り分けられても最初のピーナッツ経口負荷試験で陽性であったために実際にはピーナッツを摂取していない7人が含まれており、ピーナッツ摂取を続けながら新たにピーナッツアレルギーとなった例は3人という計算になる。下段（B）の実施計画適合集団解析（Per Protocol Analysis）では、それぞれのプロトコールを実施できた症例だけを取り出し、全体で589人について解析を行い、最終的にピーナッツアレルギーの頻度は摂取群で0.3％、除去群で17.3％であった。ピーナッツ摂取を実際に実施できた294人中、最終的にピーナッツアレルギーと判断された例は1人のみということになる。

これらの症例における免疫学的指標の変化については**図1-12**に示すように、除去群においては、多くの症例で早期からピーナッツプリックテストの膨疹径、ピーナッツ特異的IgEが上昇していることがわかる。ピーナッツ特

第1章 食物アレルギーの発症をめぐるパラダイムシフト

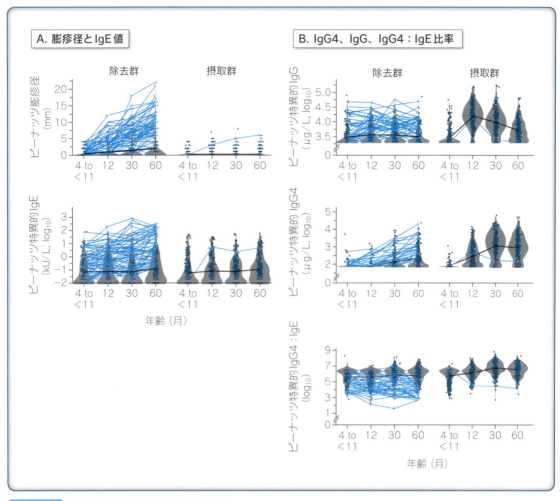

図1-12 LEAPスタディの検査値の推移

A：上段はプリックテストの膨疹径、下段はピーナッツ特異的IgEを示す。
B：上から順にピーナッツ特異的IgG、IgG4、IgG4/IgE比を示す。
青線は60か月時点のピーナッツ経口負荷試験で陽性となった症例の経過を示す。

(Du Toit G, Roberts G, Lack G. LEAP Study Team. Randomized trial of peanut consumption in infants at risk for peanut allergy. *N Engl J Med* 2015 Feb 26;372(9):803-13)

異的IgG、IgG4は摂取群で有意に高く、IgG4/IgEも同様で、特に60か月時のピーナッツ経口負荷試験陽性例ではこの比率が低下する傾向が認められた。著者らは「アレルギー発症がハイリスクの小児において、早期のピーナッツの経口摂取開始が有意にピーナッツアレルギー発症頻度を減少させ、ピーナッツに対する免疫反応を変化させた」と結論している。

この研究は、乳児期からの食物の継続的経口摂取がアレルギー発症にどう影響するかを調べたこれまでで最も大規模で、最も長期間の、精度の高いものであり、その臨床的価値は非常に大きい。この研究成果を受けて、日本ア

レルギー学会を含む世界で10の団体（米国、オーストラリア、カナダ、ヨーロッパ、イスラエルなどのアレルギー関連学会や世界アレルギー機構（WAO））が共同声明を発表している[50]。しかし、今回の研究で示された結果は、経口免疫寛容を信じる筆者にとっては、ある意味、当然のものである。ヒトにおける介入試験での証明がぜひとも必要であったことに異論があるわけではないのだが、*NEJM*誌上ではいくつかのディスカッションが展開されているのを除いて、今のところ巷間見渡してみても賞賛の声しかないようであるが、この研究では1～2年の経過で両群の差はすでに明白になっており、ここまで大規模に、長期間にわたっての観察が必要不可欠だったのか、筆者は多少疑問に感じる。米国外科学会（American College of Surgeons）が「Do Not Feed Peanuts to Infants and Young Children at Risk for Peanut Allergy」という注意勧告を出している[51]。これは、今回の結果は認めるものの、**ピーナッツアレルギーのある子どもが安易にピーナッツを食べれば危険**だという点と、もう一つは、米国における年間3,500例の致死的誤嚥において、ピーナッツは3歳以下の幼児における原因として最も頻度の高い食品であることを強調している。この状況はわが国でも同様であるが、アレルギー予防のために、粒のままのピーナッツを食べさせる必要は、勿論ない。

しかしともかく、LEAP studyは除去食信奉論者には青天の霹靂のような衝撃をもたらしたにちがいない。著者らは、2008年に報告したイスラエルと英国のピーナッツアレルギーの調査（Du Toit、2008、前出）[17]が今回の研究のきっかけになったと述べており、過去の動物実験としては、ピーナッツアレルギーを扱ったStridらの報告（Strid J、2004、前出）[6]のみを引用している。しかし、すでに詳しく述べたように、経口免疫寛容は二、三の単発的な動物実験で示されている事象ではなく、免疫学においては確立した概念であることを、今回確認された事象の背景に思い描いておくべきであろう。

ところで、このLEAP studyの結果をもって、食物アレルギー予防のためには早期に経口摂取を開始すべきであるとの方針が決定したと考えてよいだろうか。実は、まだ、いくつかの問題は残されている（図1-13）。今回の参加者のうち、参加時点ですでに15.3％がピーナッツのプリックテスト陽性であり、より効果的に予防するためには、いつ食べ始めればよいのか、また、今回の摂取量はピーナッツ蛋白として1週間に6gであるが、ピーナッツの蛋白含有量は約25％であるから、ピーナッツ総量としては24gで約30粒となるが、決して少ない量ではない。また、今回は60か月（＝5歳）まで食べ続けているわけであるが、これほど長期間の継続摂取が必要か、あるいは、これだけ長くても、その後摂取をやめたらどうなるのか、という疑問が残る。

50) Fleischer DM, Sicherer S, Greenhawt M, *et al*. Consensus communication on early peanut introduction and the prevention of peanut allergy in high-risk infants. *J Allergy Clin Immunol* 2015 Jun 20. pii：S0091-6749（15）00785-X. doi:10.1016/j.jaci.2015.06.001.

51) https://www.facs.org/education/patient-education/patient-resources/peanut-advisory

1	いつから？
2	どれくらい？（1 回量、頻度）
3	いつまで？（やめたら？ → LEAP-on study）
4	他の食品でも？（EAT study）
5	湿疹を改善させたら？

図1-13　LEAPスタディで残された課題

　これに対してLEAP studyのグループは、摂取を中止して追跡を続けるLEAP‐on studyを行う、としている（研究内容を考えればLEAP‐off studyの方が適当な名称ではないか？）。

　筆者が一つ気がかりなのは、今回の結果では、摂取群でIgGが除去群以上に上昇している点で、著者らもこの動きは「経口免疫療法の効果と同様である」と書いている。動物実験で誘導される経口免疫寛容では、典型例ではIgG抗体産生も含めてすべての免疫機能が抗原特異的に抑制される。したがって、今回観察された現象は、本来の経口免疫寛容とは異なるもので、摂取を中断した後に、比較的速やかに抑制状態が解除されてしまう例がないかということが気になる。また、今回対象とした食品はピーナッツだけであり、他の食品に対する免疫系の動態が全く異なるとは思えないが、今後確認が必要なことである。

　実は、同じグループがEAT (Enquiring About Tolerance) studyとして、すでに着手している。ホームページでは一般公募に対して1,305人の参加者が登録され、募集を締め切ったと記されている（図1-14）。研究内容は図1-15に示すように、一般集団における高アレルギー性食品の早期摂取の影響が調べられ、その結果は本年（2015年）中の公表が予定されている。経口摂取開始時期とその効果について、先に引用したKatzらの牛乳アレルギーに関する報告（Katz、2010前出）[19]と、LEAP studyの結果とは多少異なる点もあって、食物アレルギーの予防のために摂取を開始する適切な時期が食品によって異なる可能性もあり、今後の新しい情報が待たれる。

　もう一点、LEAP studyでよくわからないのは、もともとひどい湿疹のある乳児を集めて行った研究であるが、その湿疹に対して何か処置をしたのか、5歳までの湿疹の経過はどうだったのか、ということである。このこと

食物アレルギーのパラダイムシフト

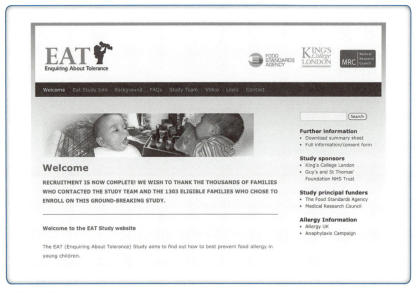

図1-14 EATスタディのホームページ（http://www.eatstudy.co.uk）

What is the EAT study?（EATスタディとは？）

The study is a **randomized controlled trial** of the early introduction of allergenic foods in a normal population. This means that the babies taking part in the study will be recruited from the general population and placed at random in one of two groups.

この研究は、健常人を対象に、アレルギー性食品の早期導入を行うランダム化比較試験である。すなわち、この研究に参加する乳児は一般集団から募集され2群のうちの1つに無作為に割り当てられる。

One group will **introduce six allergenic foods from 3 months** of age alongside continued breastfeeding, having been screened to check for pre-existing food allergy (Early Introduction Group). **The other group** will follow present UK government weaning advice i.e. **aim for exclusive breastfeeding for around 6 months** (Standard Introduction Group).

一群は、すでに存在する食物アレルギーのチェックを受けて、母乳を続けながら6つのアレルギー性食品（米、ヨーグルト、鶏卵、魚、ピーナッツ、ゴマ、小麦）を3か月から順次導入する（**早期導入群**）。もう一群は現在のイギリスの離乳の指針に従う、すなわち、6か月間は完全母乳栄養に努める（**標準導入群**）。

The babies will be monitored until 3 years of age to see whether early diet has an effect in reducing the prevalence of food allergy.

早期導入が食物アレルギーの頻度を下げる効果があるかどうか、3歳まで観察される。

図1-15 EATスタディの内容

は次項の主題である「経皮感作」に関係してくる。

2 経皮感作

現時点では食物アレルギー発症の本当の過程は十分には解明されていない。従来、食物アレルギーは食べてなる（経口感作）と漠然と考えられてきたが、前項で取り上げたように、経口摂取は基本的に免疫抑制に働くという免疫学の領域では確立した経口免疫寛容の概念が、ヒトにおいても機能していることを示唆する情報が徐々に集積してきている。前項で取り上げたLEAP studyで最も注目すべき点は繰り返すまでもないが、経口摂取がアレルギーを起こすのではなく、逆に予防するということであるが、もう一つ注目すべき点は、除去群で17％もの高率のピーナッツアレルギーが発症したという事実である。参加した乳児はアレルギー発症に関してハイリスクの集団であるが、この発症率の高さには驚かされると同時に、経口摂取を完全にやめている場合の感作経路について、非常に興味がもたれる。

（1）離乳前の感作、除去中の悪化

実は、我々小児科医は非常に興味ある事実を日常的に目にしている。**まだ固形食を自分自身では食べていない離乳食開始前の乳児が、すでに多くの食物アレルゲンに感作されている**という事実である（**図1-16**）。従来この現象は、母親が経口摂取した食品の一部が母乳中に分泌され、これを母乳とともに乳児が摂取することによる（**経母乳経口感作**）と説明されてきた。しかし、

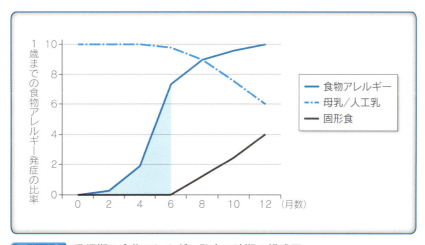

図1-16 乳児期の食物アレルギー発症の時期の模式図

青アミ点部は離乳食（固形食）開始以前に食物アレルゲンに感作されていることを示す。

同じことは完全人工栄養の乳児でもみられるし、卒乳した後の除去食実施中の乳幼児でも食物アレルゲンへの感作が進行する、といったことの説明にはならない。

(2) アトピー性皮膚炎と食物アレルギー

乳児期におけるアトピー性皮膚炎患者では、きわめて高率に食物アレルゲンへの感作が確認されることはよく知られており、この両者に密接な関係があることはまちがいない。これまでは、食物アレルギーがあって、そのためにアトピー性皮膚炎が起こっている、と考えるのが一般的であったが、この両者の関係をできるだけ明快にしておくことが必要である。

① アトピー性皮膚炎患者における食物アレルギーの頻度

アトピー性皮膚炎患者における食物アレルギーの頻度を調べた報告は多い。例えば、Burksらは4か月から21歳まで(平均48.9か月)の165人のアトピー性皮膚炎患者の調査で、60%が少なくとも1種の食品のプリックテストが陽性で、266回の二重盲検食物負荷試験を施行した結果38.7%の患者が陽性反応を示したと報告している[52]。SichererとSampsonのreviewでも、アトピー性皮膚炎の患者に二重盲検法による食物負荷試験を行って40%が陽性で、そのうち3/4は経口摂取後1時間以内に出現する瘙痒を伴う麻疹様あるいは斑状の皮疹を中心とする皮膚症状を伴い、繰り返し投与した例の中には典型的なアトピー性皮膚炎の皮疹を呈したものもあるとしている[53]。しかし同時に、その中で皮膚単独の陽性反応は30%にすぎず、消化器症状を50%、呼吸器症状を45%に認めている。

食物アレルギーへのバイアスが高まる可能性を避けるために皮膚科を受診している患者を集めて検討した報告では、血液検査、既往歴、負荷試験などを組み合わせて0.4~19.4歳(平均2.8歳)の中等症~重症のアトピー性皮膚炎におけるIgE関与の食物アレルギーの頻度を37%と推定しており[54]、同様に皮膚科受診者の調査で、Hillらは中等度以上の皮疹の乳幼児(20~51週齢)アトピー性皮膚炎で、プリックテストで86%(牛乳16%、卵73%、ピーナッツ51%)、血液検査の特異的IgEで83%に食物に対する陽性反応が認められ、両者合わせると実に90%に少なくとも1つ以上の食物に対する陽性反応が認められたと報告している[55]。

しかし、これらの情報は両者が併存してみられることを意味してはいるが、両者の因果関係について何らかの示唆を与えるものではなく、食物アレルギーが原因となってアトピー性皮膚炎を発症していることを意味するものではない。また、ThompsonとHanifinは皮疹に対する効果的な局所治療の

[52] Burks AW, James JM, Hiegel A, et al. Atopic dermatitis and food hypersensitivity reactions. J Pediatr 1998 Jan;132:132-6.

[53] Sicherer SH, Sampson HA. Food hypersensitivity and atopic dermatitis:pathophysiology, epidemiology, diagnosis, and management. J Allergy Clin Immunol 1999;104:S114-22.

[54] Eigenmann PA, Sicherer SH, Borkowski TA, et al. Prevalence of IgE-mediated food allergy among children with atopic dermatitis. Pediatrics 1998;101:e8.

[55] Hill DJ, Heine RG, Hosking CS, et al. IgE food sensitization in infants with eczema attending a dermatology department. J Pediatr 2007;151:359-63.

前後で、患児の両親の食物アレルギーに関する不安が10点満点で7.7点から4.0点に減少し（$p < 0.001$）、食物によると判断される反応が80％も減少した（$p = 0.001$）、と報告しており[56]、食物負荷試験を行うにしても、そのときの皮膚の状態によって陽性と判断される頻度が異なってくる可能性を示している。

② アトピー性皮膚炎の成因

アトピー性皮膚炎の成因については、現在でも明快に解明されているとは言えない。炎症の機構としては急性期にはTh2が主役だが、慢性期ではTh1が主役であるとする考え方（A biphasic T-cell-mediated disease：二相性T細胞介在疾患）をBieberは解説し[57]、アトピー性皮膚炎は乳児早期に最初はIgEの関与のない状態で現れ、続いて遺伝的アトピー素因の関与で食物、環境因子などに対するIgE産生が行われて真のアトピー性皮膚炎の形となり、掻破による皮膚の障害などによって自己抗原に対するIgE産生も誘導されて自己アレルギー性アトピー性皮膚炎の形をとる、としている。IgE感作は、最初の皮膚所見の出現から数週〜数か月後に現れるとの報告[58]を引用し、また、OVAの皮膚への反復曝露がOVA選択的IgEを産生し、呼吸器系の症状をも引き起こすという動物実験の結果[59]と同様の経過をヒトでも想定している。

アトピー性皮膚炎における食物アレルゲンの関わりとして、完成したアトピー性皮膚炎における細胞性免疫の関与は報告されている[60,61]。また、食物ではないが、IgE抗体が湿疹病変の形成に関与する可能性を示した動物実験の報告はある[62]が、通常のIgE抗体が介在する食物アレルギーがアトピー性皮膚炎の病態形成に大きな役割を担っていることを示す科学的データはないのではないか。

(3) フィラグリン遺伝子変異

アトピー性皮膚炎の発症を理解する上で重要な発見が近年あった。アトピー性皮膚炎患者の30〜50％に角質の構成因子であり保湿にも関係するフィラグリン（filaggrin）の機能喪失型遺伝子変異が認められたのである[63]。この遺伝子異常は同じ年に、まず、尋常性魚鱗癬の責任遺伝子として報告された[64]。フィラグリン遺伝子変異は健常ヨーロッパ人では7.5％に認められるが、アトピー性皮膚炎患者では21.6％と高率であり[65]、アトピー性皮膚炎合併喘息とも関連している。

日本人についても調査され、8つの遺伝子変異が同定されたが1つを除いてヨーロッパの症例とは異なっており、アトピー性皮膚炎患者の27％に見

56) Thompson MM, Hanifin JM. Effective therapy of childhood atopic dermatitis allays food allergy concerns. J Am Acad Dermatol 2005;53:S214-9.

57) Bieber T. Atopic dermatitis. N Engl J Med 2008;358:1483-94.

58) Illi S, von Mutius E, Lau S, et al. The natural course of atopic dermatitis from birth to age 7 years and the association with asthma. J Allergy Clin Immunol 2004;113:925-31.

59) Spergel JM, Mizoguchi E, Brewer JP, et al. Epicutaneous sensitization with protein antigen induces localized allergic dermatitis and hyperresponsiveness to methacholine after single exposure to aerosolized antigen in mice. J Clin Invest 1998 Apr 15;101:1614-22.

60) Kondo N, Fukutomi O, Agata H, et al. The role of T lymphocytes in patients with food-sensitive atopic dermatitis. J Allergy Clin Immunol 1993;91:658-68.

61) Cudowska B, Kaczmarski M. Atopy patch test in the diagnosis of food allergy in children with atopic eczema dermatitis syndrome. Rocz Akad Med Bialymst 2005;50:261-7.

62) Katayama I, Tanei R, Yokozeki H, et al. Induction of eczematous skin reaction in experimentally induced hyperplastic skin of Balb/C mice by monoclonal anti-DNP IgE antibody:possible implications for skin lesion formation in atopic dermatitis. Int Arch Allergy Immunol 1990;93:148-54.

63) Palmer CN, Irvine AD, Terron-Kwiatkowski A, et al. Common loss-of-function variants of the epidermal barrier protein filaggrin are a major predisposing factor for atopic dermatitis. Nat Genet 2006;38:441-6.

64) Smith FJ, Irvine AD, Terron-Kwiatkowski A, et al. Loss-of-function mutations in the gene encoding filaggrin cause ichthyosis vulgaris. Nat Genet 2006;38:337-42.

65) Rodríguez E, Baurecht H, Herberich E, et al. Meta-analysis of filaggrin polymorphisms in eczema and asthma:robust risk factors in atopic disease. J Allergy Clin Immunol 2009;123:1361-70.

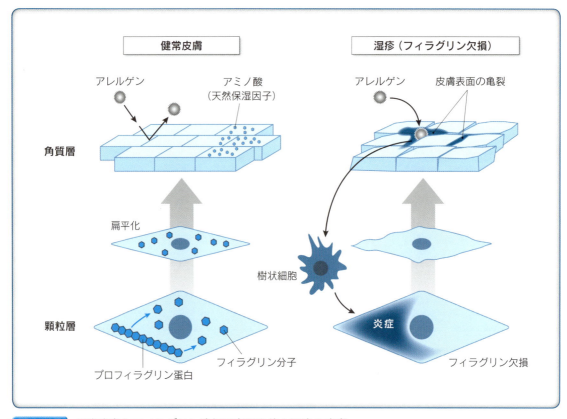

図1-17 正常皮膚とフィラグリン遺伝子変異を伴う湿疹の皮膚

(McLean WH. The allergy gene: how a mutation in a skin protein revealed a link between eczema and asthma. *F1000 Med Rep* 2011;3:2 より改変)

つかった[66]。気管支喘息患者についての調査では、アトピー性皮膚炎合併例では22.2％と高率だが、アトピー性皮膚炎非合併例では5.8％で、健常人の3.7％と差がなく、気管支喘息患者全体におけるフィラグリン遺伝子変異は8.0％にとどまっていた[67]。他のアジアの国でも欧米とは異なる変異が見つかり、世界的なフィラグリン遺伝子変異の遺伝地図が必要で、リアルタイムPCRによるdouble dye probeを用いた日本人の既知のフィラグリン遺伝子変異を検出する方法も開発されている[68]。この遺伝子異常を知るにはこれらの特別な検査が必要であるが、浜松医科大学皮膚科戸倉新樹教授は、手相（手掌のしわ）を見てほぼ100％の確率でこの遺伝子異常の有無を当てられるとのことである（私信）。

　表皮顆粒細胞で生合成されるフィラグリンの前駆体である**プロフィラグリン**は、10～12個のフィラグリンユニットが数珠つなぎになっている中性蛋白質でケラチン線維に沈着し、ケラトヒアリン顆粒の主成分である。顆粒細胞が角質層に移行すると、脱リン酸化および限定加水分解を受けて塩基性のフィラグリンに分解され、ケラチン線維を密に凝集し、細胞全体が扁平化し、

66) Nemoto-Hasebe I, Akiyama M, Nomura T, *et al*. FLG mutation p.Lys4021X in the C-terminal imperfect filaggrin repeat in Japanese patients with atopic eczema. *Br J Dermatol* 2009;161:1387-90.

67) Osawa R, Konno S, Akiyama M, *et al*. Japanese-specific filaggrin gene mutations in Japanese patients suffering from atopic eczema and asthma. *J Invest Dermatol* 2010;130:2834-6.

68) Kono M, Nomura T, Ohguchi Y, *et al*. Comprehensive screening for a complete set of Japanese-population-specific filaggrin gene mutations. *Allergy* 2014;69:537-40.

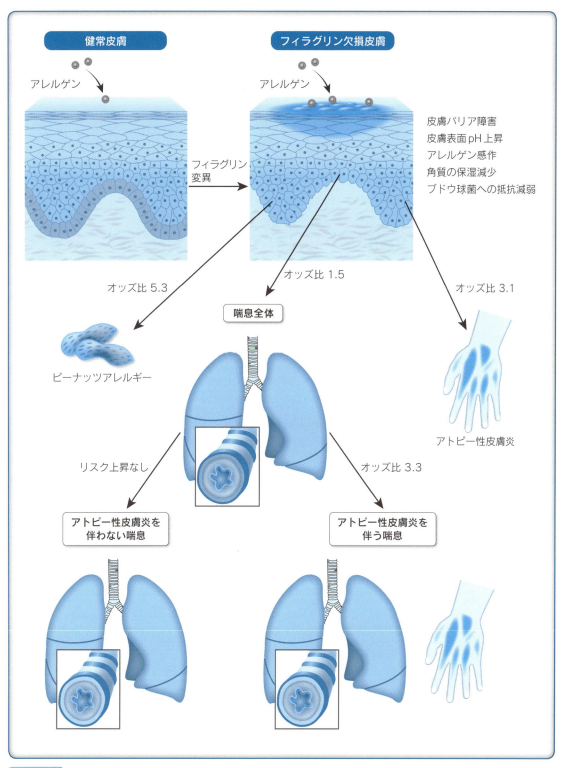

図1-18 フィラグリン遺伝子変異とアレルギー疾患発症危険性の増加

(Irvine AD, McLean WH, Leung DY. Filaggrin mutations associated with skin and allergic diseases. *N Engl J Med* 2011;365:1315-27) (©2011, Massachusetts Medical Society. Massachusetts Medical Societyの許可を得て転載)

タイル状になる。filament aggregating protein（線維を凝集させる蛋白）という意味で"filaggrin"と命名された。フィラグリンが正常に産生されないと、角質表面に隙間が生じ、**バリア機能障害**が起こり、さらに、フィラグリンは分解されて天然保湿因子のアミノ酸となって角質に水分を供給し柔軟性を保つことにも関与しているので、この機能も損なわれる（**図1-17**）[69]。フィラグリン遺伝子異常はアトピー性皮膚炎に関連（オッズ比3.1）するだけでなく、ピーナッツアレルギーにも強く関与（オッズ比5.3）し、さらにアトピー性皮膚炎のない喘息には関係しないが、アトピー性皮膚炎合併の喘息には関連する（オッズ比3.3）と報告されており（**図1-18**）[70]、バリア機能が障害された皮膚が、アレルギーの始まる場所として広い範囲に影響している可能性がある。

（4）経皮感作のしくみ

健常な表皮バリアは通常分子量500程度までの物質しか通過させないので、一般的にアレルゲンとなる分子量数万以上の物質は皮膚から入り込むことはない。**フィラグリンの異常は皮膚の角質層のバリア機能を障害する**が、皮膚には顆粒層の中に**タイトジャンクションバリア**（tight junction barrier：TJB）も存在するので、フィラグリンの異常だけで表皮に付着した抗原がどんどん体内に入ってきて、免疫システムと接触することにはならない。しかし、皮膚の抗原提示機能を持つランゲルハンス細胞は、活性化（この実験系ではTNFやIL-1βで刺激）されると、TJBを破壊することなくこれをすり抜けて、角質層まで樹状突起を延ばすことが確認されている（**図1-19**）[71]。その後、緻密な免疫染色技術を駆使した詳細な顕微鏡写真も発表されている[72]。角質の異常と、何らかの炎症機転がそろうと、免疫系が皮膚を通して外界の物質と反応することを示している。

（5）経皮感作のモデル

Lackは、自身の疫学調査の結果などを踏まえて培った先見の明があり、すでに2008年に Dual allergen exposure hypothesis という説を唱えている（**図1-20**）[73]。この図の右半分は、前項で解説したように経口免疫寛容という免疫学領域では確立している概念であり新規のものではないが、左半分の**経皮感作**に関して、皮膚のミクロ的環境におけるバリア障害や免疫細胞の働きの研究によって、科学的にその正しさが裏付けられたわけである。

しかし、経皮感作という概念はこれまでは馴染みのないものであり、すぐに広く受け入れられたわけではない。また、現時点でも、臨床的にその意味が完全に解明されたわけではなく、経口感作の可能性がすべて否定されたわ

---

69) McLean WH. The allergy gene: how a mutation in a skin protein revealed a link between eczema and asthma. *F1000 Med Rep* 2011;3:2.

70) Irvine AD, McLean WH, Leung DY. Filaggrin mutations associated with skin and allergic diseases. *N Engl J Med* 2011;365:1315-27.

71) Kubo A, Nagano K, Yokouchi M, et al. External antigen uptake by Langerhans cells with reorganization of epidermal tight junction barriers. *J Exp Med* 2009;206:2937-46.

72) Yoshida K, Kubo A, Fujita H, et al. Distinct behavior of human Langerhans cells and inflammatory dendritic epidermal cells at tight junctions in patients with atopic dermatitis. *J Allergy Clin Immunol* 2014;134:856-64.

73) Lack,G. Epidemiologic risks for food allergy. *J Allergy Clin Immunol* 2008;121:1331-6.

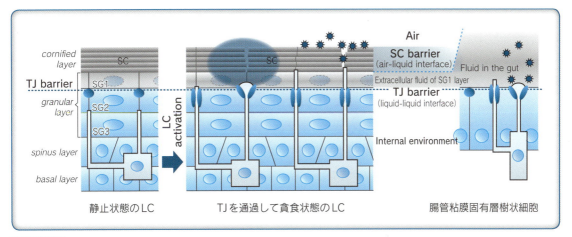

図1-19 タイトジャンクションを通過して抗原を捕捉するランゲルハンス細胞の図式モデル

LC：Langerhans cell（ランゲルハンス細胞）、SC：stratum corneum（角質層）、TJ barrier：tight junction barrier（タイトジャンクションバリア）

LCの活性化はTJバリアを超えて突起の延長を誘導する。この間、LCとSG2細胞の間に新たに形成されるTJバリアは本来のバリアの完全な状態を維持している。LCはSCバリアを通過した抗原にTJバリアを維持したまま到達する。比較のために腸管の固有層DC（樹状細胞 dentritic cell）と呼ばれる上皮内DCの図式を示す。

(Kubo A, Nagano K, Yokouchi M, et al. External antigen uptake by Langerhans cells with reorganization of epidermal tight junction barriers, J Exp Med 2009;206:2937-46)（© 2009 Kubo et al.）

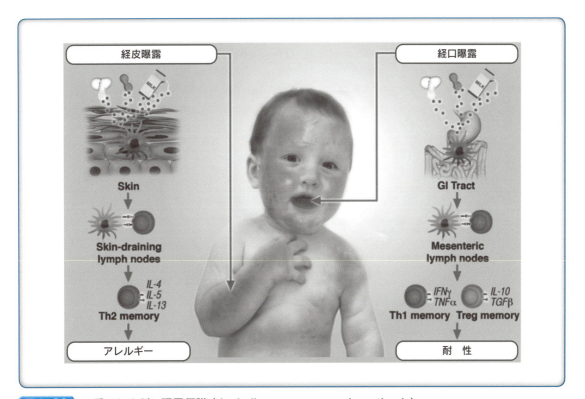

図1-20 二重アレルゲン曝露仮説（dual allergen exposure hypothesis）

(Lack,G. Epidemiologic risks for food allergy. J Allergy Clin Immunol 2008;121:1331-6)（© 2008, Elsevier. Elsevierの許可を得て転載）

けでもない。そのような時期に、経皮感作に関連する事件がわが国で発生した。**小麦加水分解物含有石鹸による小麦アレルギー**の発生である。「茶のしずく」という商品名で売られた石鹸には、泡立ちをよくするために小麦成分が添加されていた。これを使用しているうちに、石鹸使用時の皮膚の刺激だけでなく、小麦を食べてアレルギー症状を起こしたり、小麦摂取後の運動でアナフィラキシーを起こす患者が多発した。日本アレルギー学会のまとめでは2014年10月20日時点で確実例は2,111例と報告されている。この石鹸の使用者の多くは成人で、それまで小麦を食べていて問題のなかった人たちである。石鹸に使われていたのは食品としての小麦そのものではなく、人工分解産物のグルパール19Sであり、自然発生の小麦アレルギーとはいくつかの面で異なることもわかっている[74]が、経皮感作の一つのモデルと考えられる。

74) 福冨友馬．(旧) 茶のしずく石鹸による小麦アレルギー問題．医学のあゆみ 2015;252:957-61.

もうひとつ、経皮感作のモデルとなるものに**コチニールアレルギー**がある。これはわが国でも食品への使用が許可されている赤い色素である。サボテンに寄生するコチニールカイガラムシ（エンジムシ）から取れる天然色素である。以前はカンパリというアルコール飲料の着色に使用されていたが、2007年以降は合成色素に変更している。この色素で着色された食品を食べてアレルギーを起こす（正確には、アレルゲンは色素そのものではなく、不純物として含まれる蛋白であることが判明しており、低アレルゲンコチニー

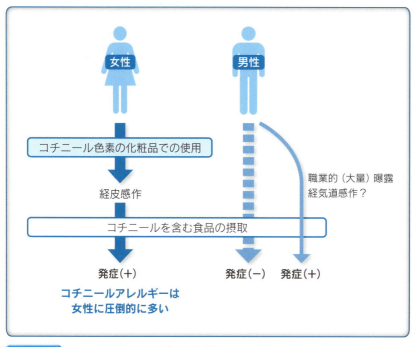

図1-21 コチニールアレルギーが女性に圧倒的に多いことの説明

ルが作られている）例が稀ではあるが存在し、平成24年に消費者庁が注意喚起を出している。興味深いことに、症例はほとんどが女性なのである。その理由として考えられることは、この色素が化粧品にも使用されており、経皮感作を起こした女性が食品として経口摂取するとアレルギー症状を起こす、という筋書きである（図1-21）。経口摂取だけをしている男性ではアレルギーを起こすことがほとんどない。文献的に報告されている男性例は職業的に大量の曝露を受けた人たちであり、その場合、職業環境での吸入による経気道感作がこれまで想定されてきたが、この場合にも経皮感作が関係しているかもしれない。

マダニ咬傷と肉類やセツキシマブのアレルギー、クラゲ刺傷と納豆アレルギーなども、経皮感作の例として説明されている[75]。

(6) 動物実験における経皮感作と経口免疫寛容

Stridらはマウスの実験で、ピーナッツの経口摂取はピーナッツ特異的IgE産生を抑制して経口免疫寛容が認められるが、微細な傷をつけた皮膚にピーナッツ曝露を行うと、この経口免疫寛容の効果が阻害されIgE産生が増強されることを報告し[76]、その他の実験結果も踏まえて、バリア機能障害を起こした皮膚からのアレルゲンの進入が特にIgE産生を伴うTh2タイプの反応を起こしやすく、本来の機能である経口免疫寛容を阻害し、気道の炎症も誘導し、全身的なアレルギー疾患発症へ関与していることを概説している[77]。

一方、Wavrinらはマウスの実験で、正常な皮膚あるいは鼻粘膜へピーナッツを前もって曝露させておくと、コレラトキシンをアジュバントとして使用しなくても経口投与のピーナッツに反応してTh2タイプの活性化を誘導し、IgG1、IgEの産生が起こることを報告し、臨床において、障害のない皮膚であっても、非経口的なピーナッツ曝露を避けることが有用であろうとしている[78]。皮膚と気道粘膜、バリア機能障害の有無、など詳細はまだ不明であるが、食べなければ食物アレルギーにはならない、という考えはもはや成り立たない。

ところで、ここでは皮膚から進入した抗原はアレルギー感作を起こすという筋書きを展開しているのだが、このことと相反する事実がある。それは**経皮免疫療法**（epicutaneous immunotherapy：**EPIT**）である。計画的に表皮に抗原を接触させることで、アレルギーの状態を治療できるとするものであり、吸入アレルゲンあるいは食物のアレルギーに対するヒトにおける臨床効果もすでに報告されている[79]。一つ面白い動物実験の結果があり、マウスを使ったピーナッツアレルギーに対するEPITの検討で、健康な皮膚でEPITを行うとIgE低下、IgG上昇、アナフィラキシーの程度は減弱、と治療効

75) 森田栄伸. 経皮感作で発症する食物アレルギーの病態解析. 分子消化器病 2015;12:140-5.

76) Strid J, Hourihane J, Kimber I, et al. Epicutaneous exposure to peanut protein prevents oral tolerance and enhances allergic sensitization. *Clin Exp Allergy* 2005; 35:757-66.

77) Strid J, Strobel S. Skin barrier dysfunction and systemic sensitization to allergens through the skin. *Curr Drug Targets Inflamm Allergy* 2005;4:531-41.

78) Wavrin S, Bernard H, Wal JM, Adel-Patient K. Cutaneous or respiratory exposures to peanut allergens in mice and their impacts on subsequent oral exposure. *Int Arch Allergy Immunol* 2014;164: 189-99.

79) Senti G, von Moos S, Kündig TM. Epicutaneous immunotherapy for aeroallergen and food allergy. *Curr Treat Options Allergy* 2013; 1:68-78.

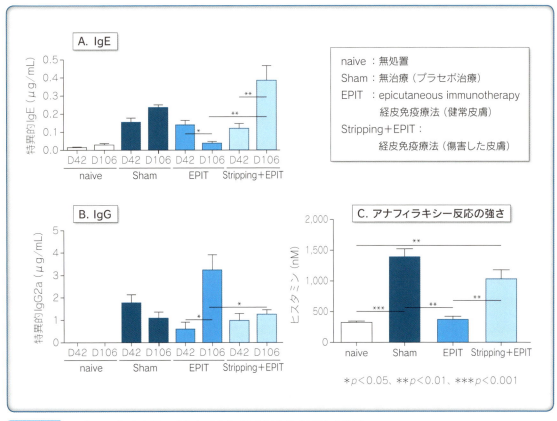

図1-22 マウスにおける経口感作とそれに続く経皮免疫療法の効果

(Mondoulet L, Dioszeghy V, Puteaux E. Intact skin and not stripped skin is crucial for the safety and efficacy of peanut epicutaneous immunotherapy (EPIT) in mice. *Clin Transl Allergy* 2012 Nov 12;2:22)

が認められるのだが、微細な傷をつけた皮膚で同じ処置を行うとIgE上昇、IgG不変、アナフィラキシーの程度も不変、とむしろ悪化が認められた、というのである（図1-22）[80]。ただし、先に引用したSentiらの総論においては、EPITを行うためには、アレルゲンが皮膚を通過しやすいように皮膚を傷つけたり水和したりする処置が必要である、と解説している。

(7) 環境内食物アレルゲンの存在

経皮感作が成立する前提になるのは、環境内に卵、牛乳、小麦あるいはピーナッツなどのアレルゲンが普遍的に存在している、ということである。ちょうど、わが国のような気象条件では、室内塵の中には数種のチリダニが相当数、必ず生息しているのと同じように、一般的な家庭環境において、食物アレルギーの原因となる食物アレルゲンがある程度の量で存在するのであろうか。

Wittemanらは、環境内の卵と牛乳抗原の検出を試みて、特にオボムコイ

80) Mondoulet L, Dioszeghy V, Puteaux E. Intact skin and not stripped skin is crucial for the safety and efficacy of peanut epicutaneous immunotherapy (EPIT) in mice. *Clin Transl Allergy* 2012; 2:22.

11件の室内塵のサンプル	
オボムコイド	170〜6,300 ng/g dust
β-ラクトグロブリン	<16〜71 ng/g dust

(Witteman AM, van Leeuwen J, van der Zee J, et al. Food allergens in house dust. Int Arch Allergy Immunol 1995;107:566-8)

マットレスから採集した塵143検体	
魚	46%
ピーナッツ	41%
牛乳	39%
卵	22%
上記のどれも検出されなかった検体	3件(2.1%)

(Bertelsen RJ, Faeste CK, Granum B, et al. Food allergens in mattress dust in Norwegian homes－a potentially important source of allergen exposure. Clin Exp Allergy 2014;44:142-9)

図1-23 屋内環境中の食物アレルゲンの検出

ドは高い濃度で検出されることを見出し、当時は経皮感作の概念はまだなく、吸入して感作を起こす可能性を推察している（**図1-23上**）[81]。Bertelsenらは、同様な調査を魚、ピーナッツ、牛乳、卵について実施し、それぞれ**図1-23下**に示す頻度で検出し、家が狭いほど、台所からの距離が近い測定点ほど、検出率が高かったと2014年に報告し、経気道感作とともに経皮感作も候補に挙げている[82]。この2つの研究はそれぞれオランダとノルウェーのものであるが、わが国の生活スタイルは靴を脱いで畳の上で生活するという点だけでも他の国と比べて特異なものであり、その生活環境における同様の情報が不可欠である。残念ながらそのような情報があまりないのであるが、小規模ながら研究の成果が報告されていて、室内塵1g中の検出量は卵が平均18.6μg（1.5〜283.8）、牛乳が平均19.6μg（2.4〜162.6）、小麦が平均33.5μg（6.6〜170.6）、ソバが平均0.2μg（0.02〜2.0）、ピーナッツは平均0.6μg（0.06〜5.2）となっている[83]。卵を全く使用しなかった家庭では0.86μg（0.07〜11.3）、ピーナッツを誰も摂取していない家庭では0.06μg（0.02〜0.16）と低かったことも報告している。チリダニ主要アレルゲンDer 1濃度が室内塵1g中2μg以上で感作、10μg以上で症状を誘発する[84]のと比較しても、かなり高濃度の食物成分が検出されている。

ピーナッツについては、Lackらのグループが細かい検討をしている。ピー

[81] Witteman AM, van Leeuwen J, van der Zee J, et al. Food allergens in house dust. Int Arch Allergy Immunol 1995;107:566-8.

[82] Bertelsen RJ, Faeste CK, Granum B, et al. Food allergens in mattress dust in Norwegian homes a potentially important source of allergen exposure. Clin Exp Allergy 2014;44:142-9.

[83] 増田 遊, 森島 誓, 松山温子, 他. 家屋塵中の食物抗原濃度の測定. 八千代病院紀要 2005;25:12-4.

[84] Platts-Mills TA, Chapman MD. Dust mites: immunology, allergic disease, and environmental control. J Allergy Clin Immunol 1987;80:755-75.

ナッツオイルを含むスキンケア製品の使用がピーナッツアレルギーの発症に関係しているという報告[85]はよく知られており、経皮感作を説明する上で非常に便利な情報であるが、実はその後、工業規格に合わせて作成した製品には、蛋白成分が一切含まれてなく、感作の原因とはならないという報告が出されている[86]。ちなみにわが国には牛乳石鹸なるものがあるが、これに使われているのは牛脂で、おそらく蛋白をほとんど含まないからなのか、感作の原因になったという報告はこれまで目にしたことがない。

　Lackは前述のピーナッツオイルの件で反論をしているが、しかし、状況は次のステップに移ったといってもよく、彼らは環境内のピーナッツ抗原の分布について研究結果を反復して報告している。例えば2009年には、ピーナッツアレルギー児の家庭では、アレルギーのない家庭と比較して乳児が1歳になるまでの家族全員の1週間あたりのピーナッツ摂取量が多い（それぞれ18.8g, 6.9g, $p<0.0001$）が、アレルギー児自身の摂取量には差がなく、妊娠中および授乳期の母親の摂取量も家族全員の摂取量で調整すると差がない、経口摂取ではなく環境曝露とピーナッツアレルギーの発症に関連があり、早期の経口摂取は予防的意味があるかもしれない、などの調査結果を引き出し、これらを検証するためのランダム化比較試験の必要性に触れており[87]、それがLEAP studyとなって実を結んだ経緯がよく理解できる。2013年には、家族全員のピーナッツ摂取量と乳児のベッドおよび遊び場から回収できるピーナッツ抗原量が有意に相関すること、また、ピーナッツを含む室内塵はピーナッツアレルギー児から採取した好塩基球を用量依存性に活性化し生物学的活性を有することを確認している[88]。

　一般的な屋内環境には、ちょうどダニアレルゲンが存在するように、多くの食物アレルゲンが存在していることを認識しなければならない。しかし、臨床の場においては、ある食品をほとんど持ち込むことのない家庭で、乳幼児がその食品に対して非常に強いアレルギーを発症することがあり、個々の症例で感作の原因、経路が明確に説明できる状況にはまだない。

(8) アトピー性皮膚炎から食物アレルギーへ

　アトピー性皮膚炎と食物アレルギーはしばしば一人の患者に合併してみられる。これまでは、食物アレルギーがあるからアトピー性皮膚炎になると説明され、かつては、血液検査などで陽性が確認された食物を次々と除去する指導が広く行われてきた。フィラグリン産生異常によるバリア機能障害や、食物アレルギーの発生における経皮感作の重要性、などが認識されると、この両者の関係性についても新たな解釈が成り立つ。食物アレルギーがあるからアトピー性皮膚炎になるのではなく、皮膚バリアの障害のためにアトピー

[85] Lack G, Fox D, Northstone K, et al. Factors associated with the development of peanut allergy in childhood. N Engl J Med 2003 Mar 13;348:977-85.

[86] Peeters KA, Knulst AC, Rynja FJ, et al. Peanut allergy: sensitization by peanut oil-containing local therapeutics seems unlikely. J Allergy Clin Immunol 2004;113:1000-1.

[87] Fox AT, Sasieni P, Du Toit G, Syed H, Lack G. Household peanut consumption as a risk factor for the development of peanut allergy. J Allergy Clin Immunol 2009;123:417-23.

[88] Brough HA, Santos AF, Makinson K, et al. Peanut protein in household dust is related to household peanut consumption and is biologically active. J Allergy Clin Immunol 2013;132:630-8.

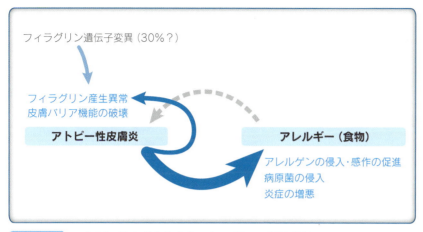

図1-24 アトピー性皮膚炎と食物アレルギーの因果関係

フィラグリン(filaggrin：filament aggregating protein)。

性皮膚炎が発症し、バリア機能の障害された皮膚を通して二次的にアレルゲン感作が起こり、皮疹部では続発的なフィラグリン遺伝子発現の抑制も起こる[89]という過程が科学的な根拠に基づいて説明できるようになったわけである(図1-24)。

現在のわが国では、食物アレルギーの臨床型の一つに「食物アレルギーの関与する乳児アトピー性皮膚炎」を挙げていて(ガイドライン2012, p.41, 表6-1)、機序としては「主にIgE依存性」で、アナフィラキシーショックの可能性は「(＋)」、耐性の獲得に関しては「多くは寛解」とされているが、アトピー性皮膚炎を食物アレルギーそのものの臨床症状として、上記のような特徴を有する臨床型が真に存在するのであろうか。筆者は疑問に思う。

3 新たな食物アレルギー予防ストラテジー

(1) 除去食の陰に隠れた危険

経口免疫寛容を期待するには問題となる食品を食べることが必要であり、除去食の間はこの機序が機能することはない。筆者は離乳食を遅らせることや、アレルギー物質の食品表示が進んで除去する環境が整ったことが、食物アレルギーを増やしている可能性を以前に指摘した[90]が、これまではあまり注目される考え方ではなかった。最近、非常に興味深い症例の報告を読んだ(図1-25)[91]。この少年は乳児期から重症アトピー性皮膚炎、喘息と診断され、牛乳、卵、小麦、魚を除去しており、5歳からキウイとヘーゼルナッツの除去も加わった。一方、小麦は3歳で、卵は6歳で、牛乳も10歳で解

89) Howell MD, Kim BE, Gao P, et al. Cytokine modulation of atopic dermatitis filaggrin skin expression. J Allergy Clin Immunol 2009; 124 (3 Suppl 2) :R7-R12.

90) 栗原和幸. なぜ食物アレルギーが増えているのか　最近の考え方. 小児内科 2011；43：1849-952.

91) Dondi A, Ricci G, Matricardi PM, et al. Fatal anaphylaxis to wheat after gluten-free diet in an adolescent with celiac disease. Allergol Int 2015；64：203-5.

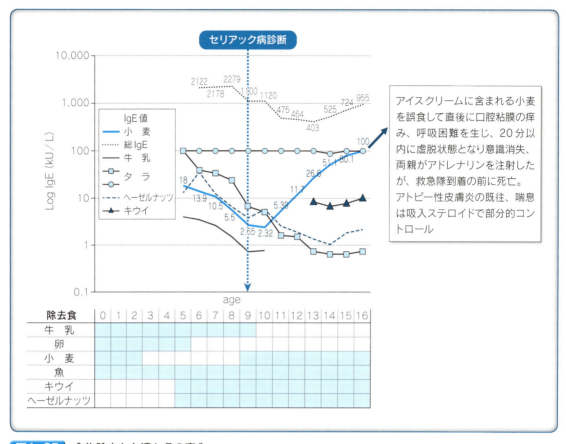

図1-25 食物除去と血清IgEの変化

(Dondi A, Ricci G, Matricardi PM, *et al*. Fatal anaphylaxis to wheat after gluten-free diet in an adolescent with celiac disease. *Allergol Int* 2015;64:203-5)

除となり、問題なく摂取していたが、9歳で、セリアック病と診断されてグルテン除去が必要となり、小麦除去を再開した。その後16歳のときに外食で小麦を誤食してアナフィラキシーが起こり、両親がアドレナリンを筋肉注射したが、救急隊到着前に死亡してしまったという経過である。小麦特異的IgEは、小麦を摂取していた3歳から9歳までは年々低下していたが、除去を再開した後は急激に上昇し始め、16歳時点では非常に高値となっていた。すでに2004年にBarbiらも同様の経緯を取った症例を報告している[92]。この患児は11歳のときに遷延する湿疹のために医療機関を受診し、カゼインに対するプリックテストと特異的IgEが陽性であるという理由で牛乳・乳製品の完全除去を指導された。それまでは乳製品の摂取で特に目立つ症状の誘発はなかった。除去後も湿疹は改善せず、牛乳との接触で起こる症状は徐々に重症化し、18歳のとき、不注意に立ち寄った乳製品の店で乳蛋白を吸い込んでアナフィラキシーのために死亡した。

92) Barbi E, Gerarduzzi T, Longo G, *et al*. Fatal allergy as a possible consequence of long-term elimination diet. *Allergy* 2004;59:668-9.

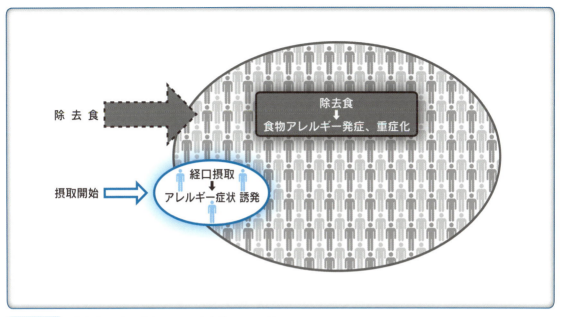

図1-26 除去食の陰で進行していく食物アレルギー

　PalmerとPrescottは2012年の総説で、「これまで言われてきたアレルゲン除去戦略は失敗であっただけでなく、アレルギー疾患を増やすことに関係している」としており、さらに、ヒトや動物において観察されてきたことを総合すると、早期のアレルギー性食品の開始が予防法として論理的である、としながらも、いくつかのランダム化試験の結果が得られるまでは、結論的な推奨を提出するのは困難であろう、としている[93]。筆者は2008年に「食べれば、食物アレルギーは治る─True or wrong?」[94]を書いたが、特に食物アレルギーを専門とする医師から、「その論文のためにいろいろな事故が起きている」と非難された。実は、筆者は数年後にその続編を投稿し、「現在、世界で進行中の大規模ランダム化介入試験（前述のLEAP studyやEAT studyなど）の結果が明らかとなれば、より科学的な根拠に基づいた指針を提供できるようになるだろう」と書いたのだが、残念ながらその続編は世に出ることがなかった。2008年の論文の要旨には「食物アレルギーの発症に関して、経皮感作の可能性、経口免疫寛容による耐性誘導の成立などが解明され、根本的に病態のとらえ方を刷新しなければならない状況が見えてきた。積極的にアレルゲンとなる食品を経口的に摂取することで食物アレルギーを予防、あるいは治療できる可能性もあり、アレルゲンとの接触を絶つ、というアレルギー疾患における指導原則は食物アレルギーに関しては当てはまらないのかもしれない」と書いており、今、周囲を見渡して見て、そのときに思い描いた方向に進んでいると感じている。

93) Palmer DJ, Prescott SL. Does early feeding promote development of oral tolerance? Curr Allergy Asthma Rep 2012;12; 321-31.

94) 日小児アレルギー会誌 2008; 22;737-44.

試食によって陽性反応が出るという表の反応はすぐ目に付くが、食べないでいる間に食物アレルギーが進行していくという裏で起こっている悲劇は、それがかなり大きなマスで起こっていても直接は表立って目に付くことがなく、これまでは全く問題にされなかったことであるが、今、この部分にこそ注目する必要がある（図1-26）。

(2) パラダイムシフトのまとめ

経口免疫寛容と経皮感作の2つをキーワードとして、新たに食物アレルギーの予防法を考えると、図1-27のような構図が浮かび上がってくる。まず、皮膚バリア機能の障害を可能な限り早期に改善し、炎症を沈静化することが重要となるであろう。食物に関しては、経口免疫寛容が機能する状況であれば、除去ではなく積極的に早期から摂取することが食物アレルギーの発症を予防するはずである。

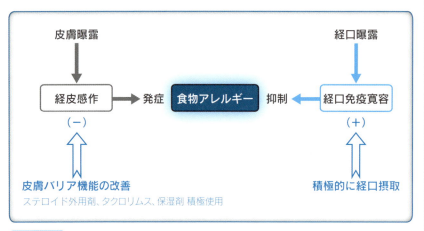

図1-27 新しい概念による食物アレルギーの発症と予防対策

アトピー性皮膚炎、そして食物アレルギーも、秋〜冬生まれの乳児の方が春〜夏生まれの乳児よりも罹患率が高いことが報告されている[95]。著者らは、ビタミンD欠乏の可能性にも言及しながら、寒く乾燥した季節に生まれることが皮膚のバリア障害を起こし、食物アレルギーの発生に関係していることを推測している。スキンケアによる予防、早期の徹底したアトピー性皮膚炎の治療が、その後の食物アレルギーやその他のアレルギー疾患の発症を予防、あるいは軽減することに結びつくかどうかについて検証が必要であるが、少なくとも悪影響はあまり考えられないであろう。生後すぐに保湿剤などで積極的にスキンケアを実践することで、アトピー性皮膚炎の発症を有意に抑えることが報告されている[96,97]。アトピー性皮膚炎の治療を効果的

---

95) Kusunoki T, Morimoto T, Sakuma M, et al. Effect of eczema on the association between season of birth and food allergy in Japanese children. *Pediatr Int* 2013;55:7-10.

96) Simpson EL, Chalmers JR, Hanifin JM, et al. Emollient enhancement of the skin barrier from birth offers effective atopic dermatitis prevention. *J Allergy Clin Immunol* 2014;134:818-23.

97) Horimukai K, Morita K, Narita M, et al. Application of moisturizer to neonates prevents development of atopic dermatitis. *J Allergy Clin Immunol* 2014;134:824-30.

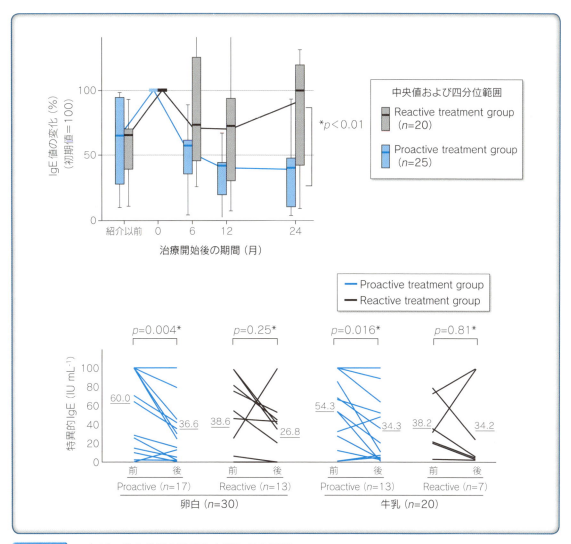

図1-28 アトピー性皮膚炎の治療と血清IgEの推移

(Fukuie T, Nomura I, Horimukai K, et al. Proactive treatment appears to decrease serum immunoglobulin-E levels in patients with severe atopic dermatitis. Br J Dermatol 2010;163:1127-9)

に行うことで総IgE値、食物特異的IgE値が低下し、皮疹の改善がアレルギー感作の軽減に結びつくことを示した予備的な研究報告もある（**図1-28**）[98]。

一方、食物の経口摂取に関しては、一律に早期摂取を進めることの弊害が全くないとは言い切れない。食べることによる感作（経口感作）がすべて否定されたわけではない。また、食べることで、口周囲の皮膚が荒れている場合などは、経皮感作を助長するきっかけになることがあるかもしれない。しかし、基本的な姿勢として、除去や離乳を遅らせることではなく、食べることが食物アレルギーを予防するという考えに立つべきである。離乳の時期に普通のスケジュールで離乳を進めていくことを推奨すべきであろう。ただし

[98] Fukuie T, Nomura I, Horimukai K, et al. Proactive treatment appears to decrease serum immunoglobulin-E levels in patients with severe atopic dermatitis. Br J Dermatol 2010;163:1127-9.

その際、すでに食物に感作されていれば、初回の経口摂取で明らかな症状を誘発することもあるので、**ごく少量を摂取して、よく観察し、徐々に増量する**といった注意は必要である。

母親が摂取した食品のごく一部が母乳に混入することが認められているが、極めて微量であり、卵を毎日1個摂取し続けても、1/4の母親では母乳中にOVAが検出されず、3週間の観察中、卵感受性のある湿疹の乳児に影響は認められなかった、と報告されており[99]、乳児自身に除去食の必要性があっても、**母親の食事制限は基本的には不要**である。少なくとも、一律に母親に厳しい食事制限を指導したり、母乳をあきらめるように指導すべきではない。Cochraneの集計でも、アレルギー予防の目的のために完全母乳よりも加水分解乳の使用を勧める根拠はない[100]。

Verhasseltらは一連の動物実験の成果から、授乳期に母親がある抗原に曝露され、母乳中に分泌された抗原が**TGF-β**(transforming growth factor-beta：トランスフォーミング成長因子)とともに乳児に経口摂取されると、**乳児においてTregを誘導し免疫抑制的に作用する**(breast feeding-induced tolerance：母乳誘導性寛容)ことを見出し、授乳中の母親は意図的に抗原に曝露されることがアレルギーの予防になる可能性を示している(図1-29)[101]。実はこの雑誌のこのSupplementは "Emerging Roles of Functioning Proteins

[99] Palmer DJ, Gold MS, Makrides M. Effect of maternal egg consumption on breast milk ovalbumin concentration. *Clin Exp Allergy* 2008;38:1186-91.

[100] Osborn DA, Sinn J. Formulas containing hydrolysed protein for prevention of allergy and food intolerance in infants. *Cochrane Database Syst Rev* 2006;(4):CD003664.

[101] Verhasselt V. Neonatal tolerance under breastfeeding influence: the presence of allergen and transforming growth factor-beta in breast milk protects the progeny from allergic asthma. *J Pediatr* 2010;156(2 Suppl):S16-20.

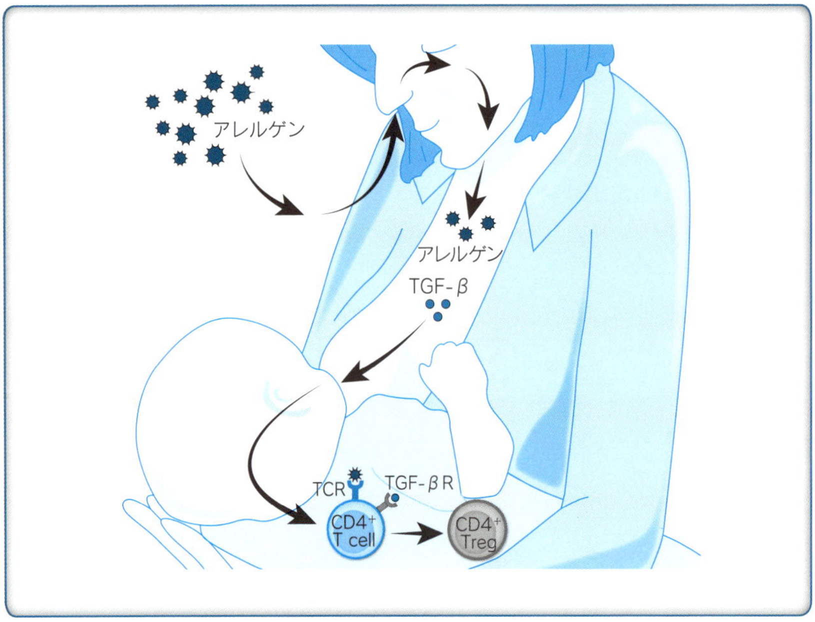

図1-29 母乳栄養が経口免疫寛容を誘導する

(Verhasselt V. Neonatal tolerance under breastfeeding influence. *J Pediatr* 2010;156:S16-20)(©2010, Elsevier. Elsevierの許可を得て転載)

in Pediatric Nutrition"と銘打った特集号で、続けてPenttilaも母乳中のTGF-βやIL-10などの抑制性サイトカインが存在する状態で、乳児が新たな食物を摂取することがアレルギーや炎症を抑制するという動物実験の結果を踏まえて、乳児が、母乳を飲みながら早期に食物摂取を開始することが免疫寛容を誘導するという、ほぼ同じ見解を書いている[102]。Verhasseltらはその後、母乳中の抗原-IgG複合体はTGF-βを必要とせずにTregを誘導することも見出している[103]。TGF-βは母乳や市販の牛乳に含まれており、経口摂取後、胃酸によって活性化されることなどが報告されている[104]。

　抗原が進入する経路によって、引き起こされる免疫反応に違いが生じることがわかってきた（図1-30）。食物に限って話をするならば、食べること（経口摂取）は基本的に経口免疫寛容（耐性）を誘導し、食物アレルギーの予防に働く。ただし、すでにアレルギーの状態にある場合には、当然、症状を誘発する。母乳中には母親が摂取した食品が微量含まれるが、母乳中の免疫成分とともに摂取すると免疫抑制的に働く。したがって、乳児の栄養の基本は母乳であり、母親の食事制限は不要であり、離乳の時期になったら母乳を続けながら、普通に離乳を進めていくべきである。一方、バリア機能の障害された皮膚から進入した場合には、強くアレルギー感作を起こすことが考えられ、スキンケア、および湿疹の治療を積極的に行うことが必要である。健康な状態の皮膚への抗原の付着が、予防的、治療的に作用するかどうかは今後の課題である。

102) Penttila IA. Milk-derived transforming growth factor-beta and the infant immune response. *J Pediatr* 2010;156(2 Suppl): S21-5.

103) Mosconi E, Rekima A, Seitz-Polski B, *et al*. Breast milk immune complexes are potent inducers of oral tolerance in neonates and prevent asthma development. *Mucosal Immunol* 2010;3:461-74.

104) Nakamura Y, Miyata M, Ando T, *et al*. The latent form of transforming growth factor-beta administered orally is activated by gastric acid in mice. *J Nutr* 2009;139:1463-8.

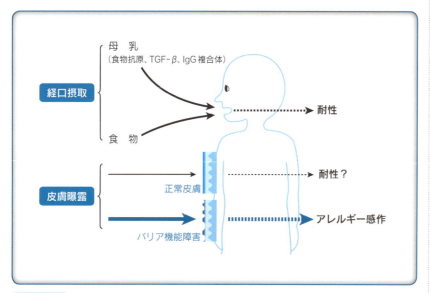

図1-30　抗原の進入経路と予測される免疫反応

(3) これからの方針

　次に、食事指導の一般的原則について考える。医師は、食べた結果として急性症状が誘発されることを危惧して、とりあえず除去を指示する傾向にある。しかし今、不必要な除去は患者・家族に無駄な労力を強いるだけでなく、食物アレルギーを発症、増悪させる可能性が明らかになった。この点のコンセンサスが広く得られれば、指導の原則は自ずと明らかになるはずである（**図1-31**）。食物アレルギーの治療としてではなく予防的な見地から、検査数値が高い場合や明らかな即時型反応を経験した場合などは別として、食べられるかどうかわからないという状況では、少量を食べてみて観察する環境を作ることから始める。それにはいろいろな方法があり、保護者が納得できるならば、家庭で実施することも可能である。

　具体的な方法は個々の症例に合わせて工夫しなければならないが、牛乳・乳製品を摂取したことがない場合には、牛乳を含む食パンの小さな一切れを試す、卵を食べたことのない場合には卵ボーロ、特に卵黄ボーロ、などを砕いて少しなめさせてみる、などから始めることにはそれほど危険はないだろう（**表1-3**）。ただし、加工品の場合は、そこに含まれるアレルギー食品の量が正確にわからない場合もあり、筆者は牛乳そのものや固ゆで卵の卵黄などで開始する場合が多い。しかし、保護者が不安を持っていて拒否感を示す場合は、医療機関でまず負荷試験を実施する方がいいだろう。

　負荷試験にもいろいろあり、症状が出るまで増量する場合もあれば、最初の数段階だけ食べて摂取可能な量を確認する場合もある。患者側とも相談して、実施のスタイルを決めるべきであるが、ある量まで摂取可能であることが確認できたら、それ以下の量を家庭で摂取することは現行のガイドライン2012でも認められており、これを繰り返して徐々に増量する方法はその範囲を超えるものではない。負荷試験で確認してない範囲まで増量することは経口免疫療法につながることであり、ガイドラインの範囲は超えることになる。しかし、医療機関を受診しないで、保護者が自分で試してみて、ちょっと皮膚に発赤が出たので一度減らしてからしばらくして増やしてみる、などということは普通に行われていることである。医療機関を受診すると、ちょっと増やしてみることは絶対に許されない、というのはおかしな話である。ただし、医師の指示は責任を伴うので、起こりうる危険性とその対応について十分に説明をして納得の上で行うという、インフォームドコンセントの手続きを踏むことが肝要である。

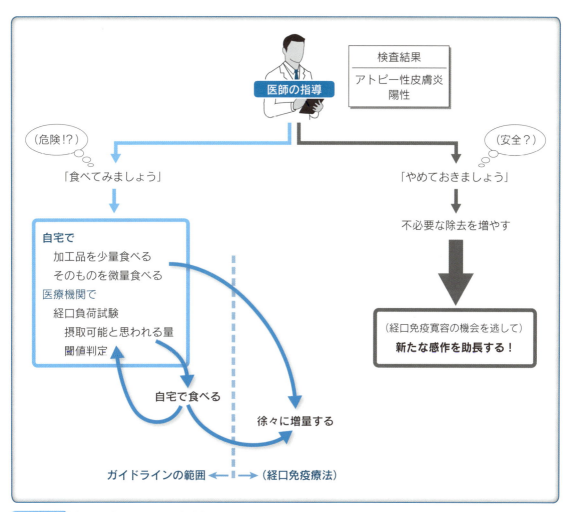

図1-31 新しい考え方による食事指導のあり方

表1-3 微量開始時の初回量の目安

特異的IgEクラス	牛　乳	卵	小　麦
0〜1	・牛乳数滴	・固ゆで卵黄小さじ1/4	・ゆでうどん3cm ・パン5mm角
2〜3	・牛乳入りパン1cm角 ・10倍希釈牛乳数滴	・固ゆで卵黄数mm角 ・卵黄ボーロ数個 ・全卵ボーロ1個	・うどん0.5cm ・パン3mm角

血液検査の数値を確認しなければ開始してはいけないという意味ではない。
既往の症状や、加工品を一部摂取した経験なども勘案して調整する。

Message　プライマリ・ケアの現場への提言 ①

　従来の食物アレルギーの対応は除去食がすべてであり、自然寛解してくれることを祈りながらひたすら除去を続けていました。幸い、乳幼児に多い卵、牛乳、小麦のアレルギーは自然寛解率が高いのですが、6歳頃までに寛解しなければ、その後は寛解の可能性はどんどん小さくなり、一生食べられない、ということも稀ではありませんでした。

　ここで紹介した経口免疫寛容の概念に沿って考えると、我々はこれまで間違った指導をしてきたのかもしれません。

　経口免疫寛容は食べなければ機能しないので、除去を徹底する、あるいは予防的に除去をすることは食物アレルギーを悪化、あるいは発症しやすくしてしまう可能性があります。また、皮膚を通して感作が進むという経皮感作の概念は、これまで馴染みのなかったものですが、アトピー性皮膚炎の患者で皮膚を良くするとIgEが下がる、ということは多くの医師が経験してきたことです。

　また、経皮感作を象徴するような小麦成分含有石鹸の事件がわが国で起こりました。経口免疫寛容と経皮感作の概念を取り込んで、食物アレルギーの発症の過程、そしてそれを防ぐ対応法を考えると、これまでとは全く異なる手段が見えてきます。これらはまだガイドラインなどで公的に認知された考え方にはなっていませんが、もうエビデンスはそろったと言える状況にあります。

　新しい食物アレルギーの捉え方を理解し、正しい対応方法を実践できる態勢が早く普及することを願っています。

●食物アレルギーのパラダイムシフト
－経口免疫寛容と経皮感作を踏まえた新戦略－

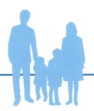

第2章

食物アレルギーの実態

第2章 食物アレルギーの実態

Key Sentence
- 食物アレルギーの現状を知ろう
- 過剰に恐れることはないアナフィラキシー
- あまり知られていないアレルギー原因食物とは？
- 花粉症から食物アレルギー
- 熱に弱い、生がダメ？ 食物アレルギーの嘘ホント

Key word
アナフィラキシー、ABCDEアプローチ、即時型反応、遅発型反応、二相性反応、交差反応、ダニ経口摂取アナフィラキシー、花粉-食物アレルギー症候群、口腔アレルギー症候群（OAS）、仮性アレルゲン

1 食物アレルギーの疫学

　東京都が平成11年から5年ごとに都内全域の3歳児についてアレルギー調査を実施していて、平成26年の結果が報告されている（図2-1）。食物アレルギーのほかに、喘息、アトピー性皮膚炎、アレルギー性鼻炎、アレルギー性結膜炎、蕁麻疹、について調べているが、この中でこの期間を通して増加し続けているのは食物アレルギーだけであり、かつ、平成26年には16.7％で最も頻度が高いアレルギー疾患になっている。3歳児健康診査受診者8,383人を対象に調査票を配布して、郵送で回収できた3,435人の解析である。関

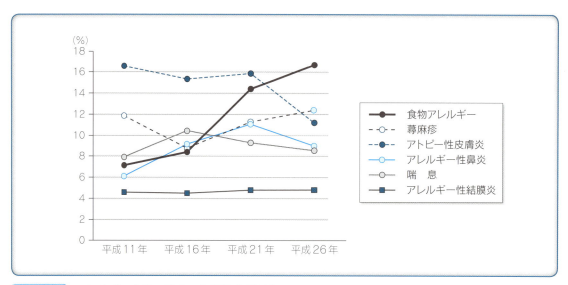

図2-1 アレルギー疾患に関する3歳児全都調査
（東京都健康安全研究センター資料より作成）

心の高い人ほど回答を寄せている可能性があるが、症状があって診断を受けている数である。**食物アレルギーの原因食物は、卵81.0％、牛乳33.3％、小麦14.6％、落花生9.2％、大豆6.3％、キウイ6.2％、エビ5.1％の順であった。**

（1）食物アレルギーの頻度・罹患率

わが国の食物アレルギーの頻度は、1歳児で最も高く9.2％、その後年齢とともに低下して小学生では2.8％とされている（**図2-2**）[1]。成人ではさらに低下して1〜2％と一般に考えられている。文部科学省の2007年のアレルギー疾患検討会の報告（調査は2004年6月）は小学生〜高校生1,277万人を対象に調査して、食物アレルギーの頻度は小学生2.8％、中学生2.6％、高校生1.9％であった（**図2-3**）[2]。しかし、2013年の調査ではそれぞれ4.5％、4.8％、4.0％に増加している（**図2-4**）[3]。後者はその前年に調布市で起きた給食によるアナフィラキシー死の事件を受けて実態を再調査したもので、食物アレルギーに対する関心が高まっていた時期という背景もある。

[1] 保育園におけるアレルギー対応の手引き2011. 日本保育園保健協議会.

[2] http://www.gakkohoken.jp/uploads/books/photos/v00057v4d-80367f62adc.pdf

[3] http://www.mext.go.jp/b_menu/houdou/25/12/__icsFiles/afieldfile/2013/12/19/1342460_1_1.pdf

年齢別食物アレルギーの有病率

年　齢	0歳	1歳	2歳	3歳	4歳	5歳	保育園
有病率（％）	7.7	9.2	6.5	4.7	3.5	2.5	4.9

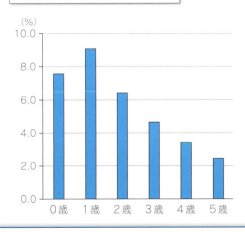

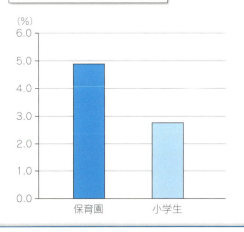

図2-2　食物アレルギーの有病率

（保育園におけるアレルギー対応の手引き2011. 日本保育園保健協議会, 2011より）

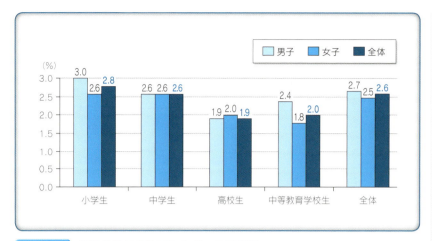

図2-3 児童生徒の食物アレルギーの有病率

文部科学省の「アレルギー疾患検討会」2004年6月時点の調査。
対象：小学生〜高校生12,773,554人。2007年4月11日公表。

　食物アレルギーの罹患率は乳幼児期に高く、その後低下していくのは確かで、このことは食物アレルギーの自然経過の重要な一面を示しており、**乳幼児期の食物アレルギー（原因としては卵、牛乳、小麦が中心）は3歳までに過半数が治る**。なぜ治るのか、というのは非常に重要な問いであるが、これまでは消化機能や免疫機能が成熟するにつれて治る、と説明されてきた。しかし、第1章で概説したように食物アレルギーは経皮感作で発症し、経口摂取は経口免疫寛容を誘導して予防する、という理論が新たに考えられるようになった。この説に従って、「除去食をしていても治る」（「除去食をしているから治る」ではない）理由を考えると、食物アレルギーが発症するほとんどの例で認められる湿疹病変が改善し、皮膚のバリア機能障害が修復されるからであろうか。詳細は不明である。

(2) 原因食品

　原因食品は年齢によってその分布が大きく異なり、症状も、自然経過も異なる。それぞれの発症機序にはまだ不明な点も多く、**表2-1**のように整理できるが、これに当てはまらない例もたくさんあるだろう。わが国でも④ **花粉-食物アレルギー症候群**（pollen-food allergy syndrome：**PFAS**）がかなりの勢いで増加しているが、メキシコでは成人の食物アレルギー頻度が16.7％で、原因となる食品カテゴリーでは果物・野菜、症状は**口腔アレルギー症候群**（oral allergy syndrome：**OAS**）が最も多いと報告されている[4]。国、地域、民族などにより実態がかなり大きく異なるが、時代によっても急激に変わっていく可能性がある。

4) Bedolla-Barajas M, Bedolla-Pulido TR, Camacho-Peña AS, et al. Food hypersensitivity in mexican adults at 18 to 50 years of age: A questionnaire survey. *Allergy Asthma Immunol Res* 2014;6: 511-6.

調査対象児童生徒数 (平成25年8月現在)

小 学 校	4,642,473人 (14,963校)
中 学 校	2,401,024人 (7,208校)
高等学校	1,693,084人 (2,675校)
合　　計	10,153,188人 (28,958校)

合計には、校種不明の対象数1,416,607人(4,112校)を含む。

アレルギー疾患の罹患者(有症者)数

	食物アレルギー	アナフィラキシー	エピペン®保持者
小学校	210,461 (4.5%)	28,280 (0.6%)	16,718 (0.4%)
中学校	114,404 (4.8%)	10,254 (0.4%)	5,092 (0.2%)
高等学校	67,519 (4.0%)	4,245 (0.3%)	1,112 (0.1%)
合　計	453,962 (4.5%)	49,855 (0.5%)	27,312 (0.3%)

括弧内の数字は、「調査対象児童生徒数」に対する各疾患の割合を示す。

図2-4 「学校生活における健康管理に関する調査」中間報告
(平成25年12月16日、学校給食における食物アレルギー対応に関する調査研究協力者会議資料)

表2-1 食品の種類と食物アレルギーの特徴

分　類	食　品	発症年齢	主な発症機序	症　状	寛解傾向
① 早期発症寛解型	卵、牛乳、小麦	乳幼児期	経皮感作	即時型反応	強　い
② 早期発症持続型	ピーナッツ、ナッツ類、ソバ、ゴマ、魚	乳幼児期	経皮感作	即時型反応	弱　い
③ 後期発症持続型	甲殻類	幼児期〜成人	？	即時型反応	なし
④ 花粉-食物アレルギー症候群	果物(野菜)	学童期〜成人	花粉との交差反応(経気道感作？)	接触アレルギー(口腔アレルギー症候群)	なし
⑤ 食物依存性運動誘発アナフィラキシー	小麦(運動誘発性)	思春期〜成人	経皮感作？	摂取後の運動で即時型反応	あり？

2　食物アレルギーの症状

　食物アレルギーに特有の症状というものはなく極めて多岐にわたるが、圧倒的に皮膚・粘膜症状が多い（**図2-5**）。皮膚症状としては、痒み、発赤、蕁麻疹、浮腫、などであり、体の一部にごく少数が現れる場合もあり、全身に拡大する場合もある。**食物アレルギーの症状を疑う場合は、体全体の皮膚を観察することが必要である。**英国のResuscitation Council（蘇生審議会）では皮膚症状を含めて全身状態を把握するために**ABCDE**アプローチを奨めている（**図2-6**）[5]。成書には明確に記載されていないが、急速に眠り込むことがある。意識障害と違って、刺激すればすぐに覚醒する。抗ヒスタミン薬の副作用を別にしても、眠り込むことが症状の一つと考えられるが、ヒスタ

5) https://www.resus.org.uk/anaphylaxis/emergency-treatment-of-anaphylactic-reactions/

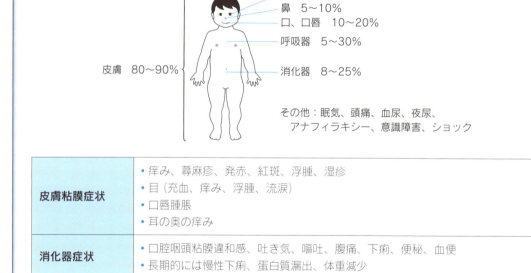

皮膚粘膜症状	・痒み、蕁麻疹、発赤、紅斑、浮腫、湿疹 ・目（充血、痒み、浮腫、流涙） ・口唇腫脹 ・耳の奥の痒み
消化器症状	・口腔咽頭粘膜違和感、吐き気、嘔吐、腹痛、下痢、便秘、血便 ・長期的には慢性下痢、蛋白質漏出、体重減少
呼吸器症状	・鼻（鼻汁、くしゃみ、鼻づまり）、喉頭浮腫（嗄声（かすれ声）、吸気性喘鳴、呼吸困難）、咳嗽、喘息発作（呼気性喘鳴、呼吸困難）
全身症状、その他	・入眠、頭痛、不機嫌、無欲状態、興奮、不穏
アナフィラキシー	・症状が全身的に拡大し、重篤な状態に至ったもの ・呼吸障害、あるいは循環障害（血圧低下、顔色不良、頻脈、脱力、意識障害）を伴う。 ・循環障害の顕著なものがアナフィラキシーショック

図2-5　食物アレルギーの症状

ミンは脳内では賦活系に作用するので、仮にアナフィラキシーのときに脳内ヒスタミンが増えるとしても、この現象の説明にはならない。

注意すべきは時間的経過である。**即時型反応の典型例はアレルゲンと接触後15分でピークとなる**。プリックテストを施行するとき、針で穿刺した後に判定するまでの時間である。食物アレルギーの場合、アレルゲンが直接接触した口腔や咽頭の粘膜で数分以内に反応が始まる場合もあるが、一方では腸まで輸送され、吸収されてから症状が出ることもあり、一般に経口摂取してから2時間くらいは注意が必要であり、さらに遅れて出現する場合もある

A	Airway	（気道）	気道閉塞の有無
B	Breathing	（呼吸）	自発呼吸の有無、呼吸数、呼吸困難
C	Circulation	（循環）	心拍数、毛細血管再充満時間、血圧
D	Disability	（障害）	意識レベル、瞳孔
E	Exposure	（露出）	全身の皮膚・粘膜の観察、保温に留意

図2-6 ABCDEアプローチ

（アナフィラキシーの緊急対応－医療従事者のためのガイドライン. 蘇生審議会作業部会〈英国〉. Emergency treatment of anaphylactic reactions – Guidelines for healthcare providers. Working Group of the Resuscitation Council〈UK〉.）

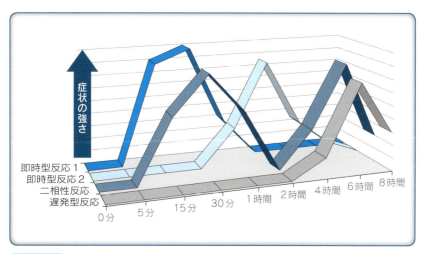

図2-7 食物アレルギーの反応の時間的経過

- 発症、進行が早い（即時型反応1、2）。
- 早くないことがある（摂取後数時間で発症）（遅発型反応）。
- 2回目の反応が起こることがある（二相性反応）。

（図2-7）。もう一点注意が必要なのは、最初の反応が一度消退して数時間後に、遅発型反応の症状が再燃する場合があることである（**二相性反応**）。

3　アナフィラキシー

(1) 定　義

　アレルギーの反応が全身的に拡大し、重症化すると、アナフィラキシーと呼ばれる。アナフィラキシーはさまざまに定義されており、臨床面で理想的な定義は困難であるが、2003年のWorld Allergy Organizationでは "anaphylaxis is a severe, life-threatening generalized or systemic hypersensitivity reaction."（**アナフィラキシーは重篤で生命を脅かす全身的に発症した、あるいは全身状態に影響する過敏反応である**（筆者訳））と定義しており、物理的な広がりが全身に及ぶ場合と、局所の反応でも全身状態に影響する場合（例えば喉頭浮腫による呼吸困難）の両方を含む。生命の危機を感じる重篤な状態を指すのが基本であり、しばしば使われている「2つの臓器にアレルギー症状が現れた状態」という表現は適当ではない。アナフィラキシーの場合も皮膚・粘膜症状を伴うことが圧倒的に多いが、逆に、この症状を欠くときは、アナフィラキシーであることに気付くのが遅れる危険性がある。症状の出現順序に一定の決まりはなく、一人の患者においてもいつでも同じパターンで繰り返すとは限らない。

　なぜ、ある局所で始まったアレルギー反応が全身に拡大するか、本当の機序はわかっていない。動物実験で、アレルゲンを静脈注射するような場合はアレルゲンそのものが全身に分布して、全身で一斉にアレルギー反応が起こることは理解しやすい。しかし、アレルゲンが局所に作用しても、一気にアナフィラキシーに発展することがあり、何か増幅機構が存在するのかもしれない。

　アナフィラキシーの原因アレルゲンとしては、**小児では食物が多く、成人では薬物、食物、虫刺傷などが多い**。特殊な病型として**食物依存性運動誘発アナフィラキシー**があり、その原因食品としては**小麦**、**甲殻類**が多い。

(2) 時間経過

　また、アナフィラキシーの臨床的特徴として、時間的経過の速さがある。原因アレルゲンとの接触から数分で発症し、数分で重篤化する場合がある。食物アレルギーの場合には、経口摂取から発症まで2時間程度かかることがあり、さらに遅い場合もある。喘息では、アレルゲンを吸入すると即時型反

応の数時間後に遅発型反応がしばしばみられ、それぞれの反応の機序の違いも明らかになっている。食物アレルギーで、本来の意味の遅発型反応があるかどうかはまだよくわかっていない。わが国の小児で、主に食物が原因で起こったアナフィラキシーの検討では0.9％に遅発型反応がみられたと報告されている[6]。アナフィラキシー全体のメタ解析では、二相性反応の頻度は1～20％と幅が広く、初期反応の重症度、アレルゲン曝露からの時間、低血圧や喉頭浮腫の発生、そして過去の二相性反応の有無、あるいは初期反応に対する治療不足、などの関連が指摘され、遅発型反応の重症度は多くは軽症ないし中等症で死亡例はほとんどない[7]。納豆アレルギーは稀であるが、摂取後半日程度経過してからアナフィラキシーを起こすことが報告されており[8]、アレルゲンとなるポリγ-グルタミン酸の腸管からの吸入が遅いためであるとされ、また、この物質は医薬品、健康食品、化粧品にも使用されていることに注意が必要である[9]。小児の報告例もある[10]。

(3) 発生頻度（死亡例を含む）

アナフィラキシーは症例数が多いわけではなく、ごく短時間で経過し、その死亡例は非常に稀であるために、その状況についての詳細な検討は進んでいない。1946年から2012年までの34件の報告のメタ解析によると、食物アレルギー患者におけるアナフィラキシー発生頻度は0.14（0.11～0.21）回/100人・年であるが、0～19歳で0.20回/100人・年、0～4歳では7.00回/100人・年と高くなり、同様に入院回数は全体で0.09回/1,000人・年、0～19歳で0.20回/1,000人・年、0～4歳で0.50回/1,000人・年であったと報告されている[11]。彼らは食物アレルギー患者におけるアナフィラキシー死亡についてのメタ解析も報告しており、240件の死亡例を集計し、食物アレルギー患者におけるアナフィラキシー死の頻度は1.81人/100万人・年との結果を得ているが、0～19歳に限定すると3.25人/100万人・年になる[12]。しかしながら、この数字はヨーロッパの一般人口における事故死よりも低いと記している。

スペインからの最近の報告ではアナフィラキシー全体の頻度は以前考えられていたよりも高く、一般人口において50～103回/10万人・年で、0～4歳では3倍程度高い頻度であり、原因は若年者では食物、高年齢者では薬物と蜂刺傷であり、日光の少ない地域で多く、1/3の症例で再発が認められるが、死亡は"稀で例外的"な事象（0.12～1.06人/100万人・年）であった[13]。ちなみにわが国の交通事故による死亡率は4.3人/10万人・年（2012年）である。

カナダのオンタリオ州（人口12,686,952人、2006年）でのアナフィラキ

6) 長野智那, 石黒 精, 余谷暢之, 他. 小児病院におけるアナフィラキシーと二相性反応. アレルギー 2013;62:163-70.

7) Lieberman P. Biphasic anaphylactic reactions. *Ann Allergy Asthma Immunol* 2005;95:217-26.

8) Inomata N, Osuna H, Kawano K, et al. Late-onset anaphylaxis after ingestion of *Bacillus Subtilis*-fermented soybeans (Natto): clinical review of 7 patients. *Allergol Int* 2007;56:257-61.

9) Inomata N, Chin K, Nagashima M, et al. Late-onset anaphylaxis due to poly(γ-glutamic acid) in the soup of commercial cold Chinese noodles in a patient with allergy to fermented soybeans (natto). *Allergol Int* 2011;60:393-6.

10) 堀向健太, 中谷夏織, 津村由紀, 他. 時間経過により納豆の抗原性が増強したと考えられた納豆遅発性アレルギーの7歳男児例. 日本ラテックスアレルギー研会誌, 2012;16:42-6.

11) Umasunthar T, Leonardi-Bee J, Turner PJ, et al. Incidence of food anaphylaxis in people with food allergy:a systematic review and meta-analysis. *Clin Exp Allergy* 2014Dec 11. doi:10.1111/cea.12477. [Epub ahead of print]

12) Umasunthar T, Leonardi-Bee J, Hodes M, et al. Incidence of fatal food anaphylaxis in people with food allergy:a systematic review and meta-analysis. *Clin Exp Allergy* 2013;43:1333-41.

13) Tejedor-Alonso MA, Moro-Moro M, Múgica-García MV. Epidemiology of anaphylaxis: contributions from the last 10 years. *J Investig Allergol Clin Immunol* 2015;25:163-75.

シー死亡例に関する後方視的調査では、1986年から2011年までの26年間に92例を確認し、原因としては40例が食物（6例がピーナッツ）、虫刺傷が30例、医原性が16例（抗菌薬7例、造影剤4例、など）、特発性が6例であった[14]。わが国と比較して食物が多く、薬物によるものが非常に少ない。観察した期間においては年ごとに減少傾向にあり、死亡に関連する因子としてアドレナリン注射の遅れ、喘息、ピーナッツアレルギー、家庭外での食物摂取、10歳代の食物アレルギーを挙げている。

1992年から2012年まで21年間のイングランドとウェールズ地方（人口5,610万人、2011年）での調査では、全アナフィラキシーの入院数はこの間

[14] Xu YS, Kastner M, Harada L, et al. Anaphylaxis-related deaths in Ontario: a retrospective review of cases from 1986 to 2011. Allergy Asthma Clin Immunol 2014;10:38.

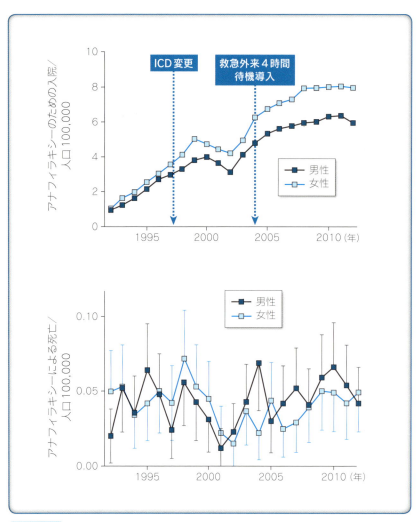

図2-8 イングランドとウェールズ地方におけるアナフィラキシー入院率と死亡率

(Turner PJ, Gowland MH, Sharma V, et al. Increase in anaphylaxis-related hospitalizations but no increase in fatalities: an analysis of United Kingdom national anaphylaxis data, 1992-2012. J Allergy Clin Immunol 2015;135:956-63)

に6倍強に増加したが、死亡率は0.047人/10万人・年で変化はなかった。(図2-8)[15]。入院(死亡)の原因としては食物14,675件(124件)、医原性8,161件(263件)、虫刺傷2,688件(93件)で、食物アレルギーに関して入院は圧倒的に0〜4歳に多いが、死亡は10歳代が最多であった(図2-9)。アナフィラキシー死の原因となった食品としては16歳以上ではピーナッツ・ナッツ類が57％を占め、魚・甲殻類が9％であり、16歳未満の小児でもピーナッツ・ナッツ類は44％を占めたが、牛乳が21％あり、魚・甲殻類が10％であった(図2-10)。

米国では米国アレルギー学会などの任意のネットワークで集められた食物

[15] Turner PJ, Gowland MH, Sharma V, et al. Increase in anaphylaxis-related hospitalizations but no increase in fatalities: an analysis of United Kingdom national anaphylaxis data, 1992-2012. J Allergy Clin Immunol 2015;135:956-63.

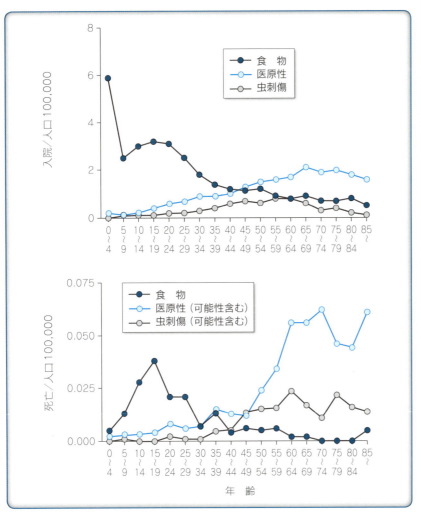

図2-9 イングランドとウェールズ地方におけるアナフィラキシー入院率と死亡率(原因別、年齢別)

(Turner PJ, Gowland MH, Sharma V, et al. Increase in anaphylaxis-related hospitalizations but no increase in fatalities: an analysis of United Kingdom national anaphylaxis data, 1992-2012. J Allergy Clin Immunol 2015;135:956-63)

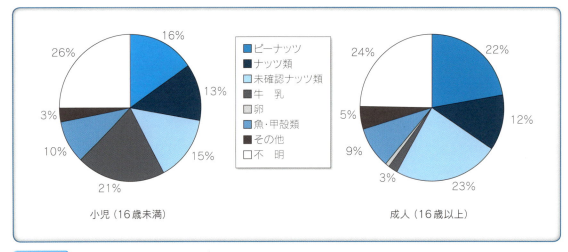

図2-10 イングランドとウェールズ地方におけるアナフィラキシー死の原因となった食物

(Turner PJ, Gowland MH, Sharma V, *et al.* Increase in anaphylaxis-related hospitalizations but no increase in fatalities:an analysis of United Kingdom national anaphylaxis data, 1992-2012. *J Allergy Clin Immunol* 2015;135:956-63)

アナフィラキシー死亡例についての報告がある。1994年から2000年の7年間で集計された32例の解析で、十分な情報のある21人における原因食品はピーナッツが14例（67％）、ナッツ類が7例（33％）で、情報が不十分な11人においてもピーナッツが6例（55％）、ナッツ類が3例（27％）、牛乳と魚が1例（9％）ずつと推測された[16]。性差はなく思春期と若年成人に多く、1人を除いて事前に食物アレルギーがあることを知っており、また、1人を除いて喘息があり、多くの例がエピネフリンがすぐに使える状態になかった。この調査の延長として、2001年から2006年の6年間に31例が集められており、原因食品としてはピーナッツ、ナッツ類が主体で、ほかに牛乳が8例（13％）、エビが2例（6％）であった[17]。アドレナリン自己注射の使用は4例のみであった。

（4）真の危険性

米国では食物、特にピーナッツ・ナッツ類のアナフィラキシーで100人以上が毎年死んでいる、と逸話的に語られるのをよく耳にする。米国全体のアナフィラキシーの統計を探しても見つけることができないのだが、150～200人という数字を挙げている著名医師による論文がある[18]。しかし、これは米国の人口10万人程度のある地域で5年間に確認された154件のアナフィラキシー（このうち、食物によるものが36％）の中で、死亡が1例あったというデータ[19]を単純に全国規模に換算して得た数値である。Yocumらはその地域の人口動態がほぼ全国的な状況を反映するとしているが、仮にこ

16) Bock SA, Muñoz-Furlong A, Sampson HA. Fatalities due to anaphylactic reactions to foods. *J Allergy Clin Immunol* 2001;107:191-3.

17) Bock SA, Muñoz-Furlong A, Sampson HA. Further fatalities caused by anaphylactic reactions to food, 2001-2006. *J Allergy Clin Immunol* 2007;119:1016-8.

18) Sampson HA. Anaphylaxis and emergency treatment. *Pediatrics* 2003;111:1601-8.

19) Yocum MW, Butterfield JH, Klein JS, *et al*. Epidemiology of anaphylaxis in Olmsted County:A population-based study. *J Allergy Clin Immunol* 1999;104:452-6.

第2章 食物アレルギーの実態

表2-2 わが国のアナフィラキシー死亡例
（厚生労働省人口動態統計より作成）

8月 蜂毒アレルギーにエピペン®認可 → '03
4月 食物アレルギー、小児にもエピペン®認可 → '05

年	'95	'96	'97	'98	'99	'00	'01	'02	'03	'04	'05	'06	'07	'08	'09	'10	'11	'12	'13	'14
蜂刺し	31	33	30	31	27	34	26	23	24	18	26	22	21	16	13	21	17	22	26	15
食 物	4	2	2	4	3	1	3	0	3	2	1	5	5	4	4	4	5	2	2	0
薬 物*	−	8	10	12	18	19	17	17	19	19	31	34	29	19	26	21	32	22	37	25
その他	6	3	4	3	7	6	12	13	6	7	14	6	12	10	7	6	18	9	13	12
総 計	41	46	46	50	55	60	58	53	52	46	72	67	67	49	50	52	72	55	78	52

＊毎年9月に前年分が公表される。 （人数/年）

表2-3 わが国の死亡原因別死亡数（人）

	2007年	2013年
死亡数	1,143,000	1,268,436
悪性新生物	343,000	364,872
心疾患	184,000	196,723
脳血管疾患	126,000	118,347
自　殺	33,093	26,063
交通事故	5,744	6,060
転倒・転落	6,951	7,766
不慮の溺死および溺水	5,966	7,523
不慮の窒息	9,142	9,713
（そのうち食物の誤嚥）	4,372	4,698
喘　息	2,540	1,728
15歳未満		
不慮の事故	933	371
悪性新生物	403	300
喘　息	16	6

（厚生労働省人口動態統計より作成）

の調査のアナフィラキシー死亡例が0であったなら、全国的にも0と推定するであろうか。しかも、ここで報告されている死亡症例は「運動中に生じた喉頭浮腫」によるとされていて、食物との関連は指摘されていない。150〜200という数字はアナフィラキシーの危険性を強調するキャンペーンの象徴として歓迎され、広まったのではないだろうか。

わが国においては、毎年、厚生労働省人口動態統計で死亡原因が集計されている。ここではアナフィラキシー死の症例は表2-2に示す数字が報告さ

れており、1996年から2014年までの統計では年間56.8人（46～78人）で、原因としては蜂刺傷23.4人（13～34人）、薬物21.8人（8～37人）、食物2.7人（0～5人）などである。エピペン®の使用が2003年に林業従事者に許可されてから蜂刺傷によるアナフィラキシー死が減る傾向にあったが、その後しばらく増加している。2005年に一般の使用が認可され、食物アレルギーにも使用されるようになったが、その前（2.4）と後（3.2）で大きな差はない。ちなみに、その他の死因によるわが国全体の死亡数を挙げておく（表2-3）。

自殺は年間3万人にもなるが、18歳以下の自殺は特定の日に多いという集計結果が先日、内閣府から発表されていた。最多は9月1日で最近42年間で131人、それに続くのは4月11日（99人）、4月8日（95人）、9月2日（94人）、8月31日（92人）、などで学校の新学期開始の前後に増える傾向があり、8月31日～9月2日の3日間は毎日2.5人が自殺している計算になる。年間4,000例を超える食物による窒息のほとんどは、餅などによる高齢者の事例だが、乳幼児でも繰り返し起こっており、ネット検索で目に付いたこの10年間の事例でもパン（14歳、12歳）、ミニトマト（1歳）、白玉（6歳）、カステラ（1歳）、肉巻きポテト（1歳）などがある。最近も、小学校1年生の女児が学校給食で出されたうずら卵によって窒息死している。不思議なことに、マスコミはこれらの事象は食物アナフィラキシー死ほど大きくは扱わず、社会の関心も低い。

このようなことを考えながら文献検索を行っていたところ、食物アレルギー患者における食物アナフィラキシー死の危険率を一般人口におけるいろいろな事象による死亡率と比較したデータを見つけたので、図2-11に示す[20]。彼らのメタ解析では食物アレルギー患者における致死的食物アナフィラキシー発生率は全年齢で1.81/100万人・年（95％信頼区間 0.94, 3.45；範囲0.63, 6.68）、19歳未満では同3.25（1.73, 6.10；0.94, 15.75）との結論を得ており、19歳未満に関しては図に示されるように、一般的な事故死よりも、また米国における殺人による死亡よりも稀である。著者らの意図は食物アレルギーの患者、保護者の不安、懸念を軽んじようとしているのではなく、正しい認識によって安心を得ると同時に、アナフィラキシー対策を万全にしようというものである。

アナフィラキシー、特に死亡例の詳細な検討は、経過が極めて早く予測できないところで発生し、例数も極めて少ない、などの点からほとんどされていないが、直接死因として窒息とショックが大部分であることを示しているものがあり（表2-4）[21]、これはアナフィラキシー症例を確実に救命するためには重要なポイントであり、患者教育においても、この2点につながる症状に特に注目して観察するように指導すべきである（図2-12）。

[20] Umasunthar T, Leonardi-Bee J, Hodes M, et al. Incidence of fatal food anaphylaxis in people with food allergy: a systematic review and meta-analysis. Clin Exp Allergy 2013;43:1333-41.

[21] Lee JK, Vadas P. Anaphylaxis: mechanisms and management. Clin Exp Allergy 2011;41:923-38.

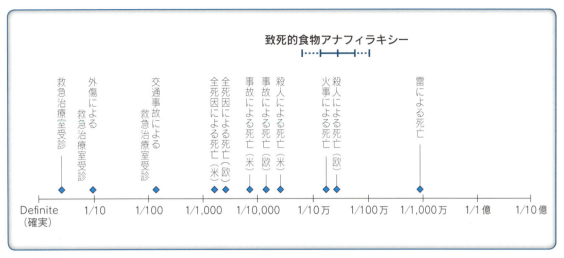

図2-11 19歳未満における食物アレルギー患者の致死的食物アナフィラキシー（米：米国、欧：欧州）

100万人当たり3.25（95％信頼区間 1.73, 6.10；範囲 0.94, 15.75）と一般人口におけるその他の事象の年間発生危険率。

表2-4 アナフィラキシー死の直接死因

死因	％
1 窒　息	45％
2 ショック	41％
3 不　明	9％
4 播種性血管内凝固症候群（DIC）	3％
5 アドレナリン過剰投与	2％

(JK Lee, P Vadas. Anaphylaxis: mechanisms and management. *Clinical & Experimental Allergy* 2011:41;923-38)

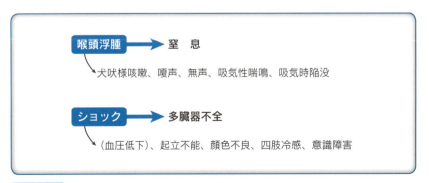

図2-12 アナフィラキシー死につながる症状

4 意外な原因食物

　食物アレルギーの原因となる食品は年齢によって異なるが、乳幼児では卵、牛乳、小麦、そのほかにはピーナッツ、魚卵、魚など、成人では小麦、甲殻類、魚、果物、そば、など数種類の食品が大多数を占める。しかし、時に、非常に珍しい食品が原因となることがあり、以前はアレルゲンとなる可能性がほとんど考えられなかった食品の場合もある。

　2012年のある日、ダイエットゼリーを食べた後にアナフィラキシー症状を経験したという5歳男児が筆者の外来を訪れた。食べた後に起こったのであるから、その食品が原因である可能性はあるのだが、この子はそれまで食物に関しては全くアレルギー反応の既往はなく、そのゼリーの原材料はエリスリトール、難消化性デキストリン、こんにゃくいも抽出物、酸味料、ゲル化剤（増粘多糖類）、香料、乳酸Ca、塩化Ca、甘味料、ビタミン類などで、通常、アレルギーを起こす原因になる可能性はないと思われるものであった。念のため、プリックテストを行ったところ、ハウスダスト、ヒスタミンは陽性であったが、持参したゼリーは陰性であった。経口負荷試験を後日行って確認することも勧めたが、自宅でもう一度試してみることになった。その結果、軽症ながら症状が再発し、**エリスリトールアレルギー**の可能性を疑いさらに検査を進めた。プリックテストは溶解限界のエリスリトールでも陰性であったが、皮内反応陽性、経口負荷試験陽性でエリスリトールアレルギーの診断に到達した[22]。

　論文執筆時、すでに6例の症例が報告されていたが、2例の米国在住者を含めすべて日本人であり、我々の症例が最年少であった。その後も新たな症例が報告されているので、この甘味料は分子量わずか122の糖アルコールであるが、どういう機序によってか、アレルゲンとなるらしく、天然に味噌、醤油などにも微量に含まれるが、ダイエット用食品に限らず、さまざまな飲料や医薬品にかなり多い量が幅広く使われるようになっており、今後も症例が増える可能性がある。しかし、15年以上前に経験した症例がそうであったと思われるという報告もあり[23]、新しい問題ではなく、今まで見逃されてきたのかもしれない。

　学校給食を食べた後に、繰り返し喘息発作などを起こす7歳と9歳の2例について、給食で出されるスープでプリックテストを行ったところ陽性であったことから精査を行い、うまみ成分として使われる*Candida utilis*（別名**トルラ酵母**）が原因であることを特異的IgEも証明して診断したことが報告されている[24]。この地域では、トルラ酵母を使用した食品の給食での提

22) 栗原和幸, 鈴木 剛, 叶野 篤, 他. プリックテスト陰性, 皮内テスト陽性のエリスリトールによるアナフィラキシーの5歳男児例. アレルギー 2013 ; 62 : 1534-40.

23) 鳥居新平. 平成10年に経験した人工甘味料（エリスリトール）のアレルギーが疑われた症例について. アレルギー・免疫 2013 ; 12 : 1882-3.

24) 黒坂文武, 西尾久英. うまみ成分として添加されている *Candida utilis*（別名：トルラ酵母）を含む学校給食を喫食後に呼吸困難を呈し, 血中 *Candida utilis* IgE抗体を証明した2症例 － prick to prick test の有用性 －. 日小児アレルギー会誌 2014 ; 28 : 777-86.

供を中止したことも書かれている。

　果物・野菜のアレルギーは、かつてはキウイ、メロン、バナナなどの症例報告が散見される程度であったが、1990年代に、ヨーロッパと同じようにわが国でも北海道のシラカバ花粉アレルギー患者でバラ科果物のアレルギーが高率に認められることが報告され、その後、シラカバ花粉が飛散しない地域においても、ハンノキ、オオバヤシャブシなどの花粉と強い交差性があること、さらにイネ科、ブタクサ、ヨモギなどの花粉によっても起こることが知られ、花粉-食物アレルギー症候群（pollen-food allergy syndrome：PFAS）と称されている[25]。症状は口腔アレルギー症候群といわれる口腔粘膜における接触アレルギーのことが多いが、アナフィラキシーも特に豆乳摂取などで報告されており[26]、国民生活センターから「豆乳等によるアレルギーについて－花粉症（カバノキ科花粉症）の方はご注意を－（平成25年12月5日）」[27]という注意喚起も出されている。

　スパイスアレルギーの報告も増えており、成人ではPFASの一部として起こっていると考えられる[28]。カレー摂取時の症状を主訴とした14歳女子の小児例の報告もある[29]。この症例はスギ・キク・イネ科の花粉、セリ科食物にも感作されていたとのことである。我々は、11歳男児をフェヌグリークアレルギーと診断したが、1歳時にすでに発症していたと思われ、花粉の感作はなく、PFASとは異なる機序で発症している可能性を考えている。フェヌグリークと同じマメ亜科のピーナッツにも反応があり、その関連について検討する予定である[30]。また、フェヌグリークを含む数種類のスパイスに反応する8歳男児も見出しており、小児のスパイスアレルギーは稀ではないのかもしれない。

　以前に、食物依存性運動誘発アナフィラキシーの原因食物としてゼラチン[31]とシイタケ[32]を経験しているが、最近、みかん誘発性の食物依存性運動誘発アナフィラキシーも経験した。すでにオレンジによって起こる症例が報告されており、新たなアレルゲンの関与が指摘されている[33]が、柑橘類のアレルゲンの解析では、みかんを含めて柑橘類共通のアレルゲンが認められており[34]、我々の症例もみかんだけでなく柑橘類アレルギーに含まれるのかもしれない。その意味では、現在の「アレルギー物質を含む食品に関する表示」の法律ではオレンジを表示推奨品としているが、含まれる範囲としてネーブルオレンジとバレンシアオレンジだけを指定しており、「うんしゅうみかん、夏みかん、はっさく、グレープフルーツ、レモンなどは対象となりません」としていることには瑕疵があることになる。

　ハチミツのアレルギーも数件報告されており、48時間後に強い反応を起こす4歳女児例[35]や、関連する食品としてミツバチが花粉に蜜を加えて作

[25] 矢上晶子, 松永佳代子. 花粉-食物アレルギー症候群の概念. Derma 2015;229:7-12.

[26] 足立厚子, 森山達哉. 大豆アレルギー. Derma 2015;229:41-7.

[27] http://www.kokusen.go.jp/pdf/n-20131205_1.pdf

[28] 原田 晋, 松永亜紀子, 森山達哉. スパイスアレルギーの4例 原因抗原に関する解析と共に. 日本ラテックスアレルギー研究会誌 2008;12:87-93.

[29] 安岡竜平, 福家辰樹, 三田 均, 他. フェヌグリーク, ディルシードによるスパイスアレルギーの1例. アレルギー 2013;62:1323.（抄録）

[30] 田中 裕, 小野佳代, 栗原和幸, 他. フェヌグリークによるスパイスアレルギーの1例. 日小児アレルギー会誌. 2015;29:608.（抄録）

[31] 栗原和幸, 稲葉綾子, 五藤和子, 他. ゼラチンによる食物依存性運動誘発アナフィラキシーの1例. 日児誌 1999;103:759-62.

[32] 染宮 歩, 栗原和幸, シイタケによる食物依存性運動誘発アナフィラキシー（FEIAn）の1例. こども医療センター医誌 2011;40:207-9.

[33] 小野倫太郎, 本村千草子, 高松伸枝, 他. オレンジによる食物依存性運動誘発アナフィラキシーの1例. アレルギー 2015;64:149-55.

[34] 高松伸枝, 近藤康人, 成瀬徳彦, 他. 柑橘類アレルギーの交差抗原性. 日本ラテックスアレルギー研究会誌 2014;17:15-8.

[35] 林 毅, 高松伸枝, 有田孝司. ハチミツアレルゲンの同定とその諸性質の解析. 日小児難治喘息・アレルギー会誌 2014;12:191.（抄録）

るBee Pollenのアレルギー[36]やローヤルゼリーのアレルギーも報告されている。

キノコ類のアレルギーもいくつかの報告があり、アレルギー物質表示推奨品にはマツタケだけが含まれているが、新たにエノキタケアレルギーも報告されている[37]。

牛乳は乳幼児において主要なアレルゲンの一つであり、牛乳そのものだけでなく乳製品を含む食材すべてに注意しなければならないが、リカルデント®、化学的にはcasein phosphopeptide-amorphous calcium phosphate（CPP-ACP）が牛乳由来であることはあまり知られていない。リカルデント®は歯の再石灰化を促進する作用があり、ガムや口腔ケア用品（MIペースト®）に使われているがこれらの製品でアレルギー症状を起こした例がある。恐らく、この成分そのものではなくある程度の乳蛋白が混合しているためと考えられるが、詳細は不明である。150gの容器入りのものは赤字で大きく「牛乳由来成分」と書かれている（図2-13）が、原材料名には「CPP-ACP（乳たんぱく分解物）」と書かれており、分解物なら安心なのかと誤解を生じる可能性がある。

乳製品に関しては、吸入のインフルエンザ治療薬であるイナビル®とリレンザ®に乳糖が使用されており、牛乳アレルギー患者が使用してアナフィラキシーを起こしたと考えられる症例が数例あるということで、医薬品医療機器総合機構（PMDA）からごく最近「使用上の注意」改定が通知された。しかし、同様に乳糖を使用している喘息治療薬が数種類あるが、これらについては言及がない。これも乳蛋白の混入によるために起こると考えられ、稀な事象と思われるが、含まれる抗原量や危険性について解明が必要である。

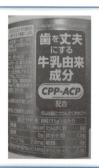

原材料名：マルチトール、還元水飴、CPP-ACP（乳たんぱく分解物）、ガムベース、甘味料（キシリトール、アスパルテーム-L-フェニルアラニン化合物、アセスルファムK）、香料（ゼラチンを含む）、アラビアガム、マンニトール、植物ワックス、レシチン（大豆由来）

図2-13 リカルデント®ガムの表示

[36] 平口雪子, 末廣 豊. 稀なアレルゲンによるアナフィラキシー. 日小児アレルギー会誌 2014; 28: 602. (抄録)

[37] 尾辻健太, 大原佳央里, 中村真紀, 他. エノキタケ (Flammulina velutipes) 経口摂取によるアナフィラキシーの1例. アレルギー 2015;64:63-7.

それまで軽度のアトピー性皮膚炎以外のアレルギー性疾患の既往は全くなかった11歳女児が突然アナフィラキシーを起こして救急搬送されてきたことがある。近医で応急処置を受けていたが、全身蕁麻疹、眼瞼浮腫が著明で開眼不能、呼吸困難、などの症状があった。以前に開封してあったお好み焼き粉を使って調理して食べた、とのことであった。お好み焼き粉やミックス粉などを室温保存している間にダニが大量発生して、それに気がつかずに食べたダニアレルギーの人がアナフィラキシーを起こすことがすでに何件か報告されており[38]、oral mite anaphylaxis（ダニ経口摂取アナフィラキシー）といった名称でも呼ばれているが、今回の症例がそうではないか、と考えた。血液検査ではダニのみ強陽性で、食物成分はすべて陰性、また、当日使用したお好み焼き粉を後日持参してもらって鏡検したところ、多数のダニを確認した（図2-14）。

ほかにも、カフェイン、茶、トウモロコシ、レンコン、などのアレルギーも見聞しているが、要するに、**どんな食品もアレルギーを起こさないとは言い切れない**ので、患者側から普通にはない食品を原因として疑っているという訴えがあったら、まずは、そういうこともあるかもしれないと思って対応することが必要なのだろう。

[38] 小俣優子，下条直樹，藪川久恵，他．食品中のダニによりアナフィラキシーを起こした症例．日児誌 2014;118:30-4.

総IgE (IU/mL)		1,230			
	特異的IgE			特異的IgE	
	クラス	測定値 (U_A/mL)		クラス	測定値 (U_A/mL)
牛乳	0	0.14	ω-5グリアジン	0	0.08
卵白	0	0.23	グルテン	0	0.16
ピーナッツ	0	0.08	ホタテ	0	0.14
大豆	0	0.02	アサリ	0	0.05
カニ	0	0.11	ヤケヒョウヒダニ	6	239
エビ	0	0.13	コナヒョウヒダニ	6	277
小麦	0	0.13	アシブトコナダニ	4	30.9
豚肉	0	0.05	ケナガコナダニ	4	28.3
卵黄	0	0.08			
イカ	0	0.05			
ヤマイモ	0	0.15			

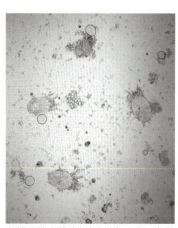

お好み焼き粉（小さな点）の中に多数のダニを確認。

図2-14 11歳女児のoral mite anaphylaxis（ダニ経口摂取アナフィラキシー）の症例

5 常識の嘘

　食物アレルギーがあると、一般生活の中で食物に対するいろいろな対応が必要となるが、広く知られている知識、情報の中には間違っているものも多々あり、医療者においても、必ずしも食品そのものの知識が豊富で正確とは言えない。

　仮性アレルゲンといわれるものがあり、これは本来のアレルギーとは区別されるべきである。食品によっては、生体のいろいろな反応を誘発する成分が含まれていて、**経口摂取するとアレルギーに似た症状を誘発する**場合があり、これらの食品は仮性アレルゲンと呼ばれる（表2-5）。代表的な物質は**ヒスタミン**であり、アレルギー反応のときは体内でヒスタミンが放出されるが、食品中のヒスタミンを摂取して同じような反応が起こる。青（背）魚はアレルギーが多い、という根強い言い伝えがあるが、これは間違いである。青魚、むしろ赤身魚という表現の方が正しい、の魚肉にはヒスチジンが多く含まれ、保存状態が悪いとモルガン菌（Morganella morganii）などの微生物

表2-5　仮性アレルゲンの例

化学物質	誘発症状	含まれる食品
ヒスタミン	痒み、刺激感、血管拡張、発赤、蕁麻疹、むくみ、気管支収縮など	ホウレンソウ、ナス、トマト、エノキタケ、鶏肉、牛肉、発酵食品（チーズ、赤ワインなど）
ヒスチジン	活性はないが、微生物によって代謝されてヒスタミンになる	青背魚（サバ、カツオ、マグロ、イワシなど）、チーズ、鶏肉、ハム、ピーナッツ、アボカドなど
アセチルコリン	副交感神経を刺激、自律神経失調症状、血管の拡張、血圧低下、気管支収縮など	タケノコ、トマト、ナス、ヤマイモ、サトイモ、クワイ、マツタケなど
グルタミン酸ナトリウム	頭痛、ほてり、胸痛、全身の灼熱感、喘息発作	化学調味料（Chinese restaurant syndrome、中華料理症候群）
セロトニン	平滑筋の収縮、血管の収縮、後に血管の拡張、痒み、刺激感	トマト、バナナ、キウイ、パイナップル、メロン、アボカド、プラム
チラミン	頭痛、動悸、顔面潮紅、発汗	アボカド、トマト、チョコレート、チーズ、ワイン、ニシンの酢漬け、鶏レバー、パン酵母
サリチル酸化合物	蕁麻疹、浮腫、喘息発作	イチゴ、トマト、オレンジ、パイナップル、ブドウ、キュウリ、リンゴなど

の作用で代謝されてヒスタミンが生成され、これを食べることでアレルギー様の症状が出るのが真相である。ヒスタミンは加熱しても壊れないので生食の場合だけの問題ではない。この症状はヒスタミン食中毒あるいはアレルギー様食中毒と呼ばれ、厳密には保健所への届出が必要となる。青魚はEPAやDHAなどn-3脂肪酸が豊富で、これらは現在、健康サプリメントとして広く利用されているが、アレルギー反応を抑制する効果も知られている。

　一般に、生ものがアレルギーを起こしやすいと考えられ、外来へ来て「生ものは全部やめています」と話される保護者も多いが、**アレルゲン性が生で強く、加熱ではっきりと減弱するのは卵だけである**。魚、甲殻類などはそれぞれの主要アレルゲンであるパルブアルブミン、トロポミオシンが**耐熱性蛋白**であり、加熱だけではほとんど変化しないが、魚アレルギーでも鰹節や缶詰は食べられる場合がある。また、パルブアルブミンは水溶性で水に溶け出すので、「水さらし」の過程を経て加工されるすり身の製品ではアレルゲン性が弱まっている[39]。牛乳も「生は駄目なので沸かして飲んでいる」という話を時に耳にするが、通常の加熱ではアレルゲン性はほとんど変化しない。大豆の主要アレルゲンであるGly m 4は発酵や高度の加熱で分解されるため、豆乳には多いが、味噌、醤油、納豆では少ない。一方、ヨーグルト、チーズは牛乳の発酵品であるがアレルゲン性の減弱は認められない。また、通常

[39] 板垣康治. 食品のプロが語る食物アレルゲン 魚類アレルゲンの性状と低アレルゲン化について. 日小難治喘息・アレルギー会誌 2015; 13:50-2.

表2-6 食品ごとのアレルゲン性の特徴

卵	・卵白≫卵黄 ・加熱で減弱 ・うずら卵、あひる卵と交差性、魚卵は関係ない。
牛乳	・（特にカゼインは）加熱、発酵でほとんど変化しない。 ・同量であれば蛋白濃度に従ってチーズ≫ヨーグルト＞牛乳≫バター ・ヤギ乳も原則不可
魚、甲殻類	・加熱で変化しない（生が強いわけではない）。 ・鰹節は多くの場合食べられる。 ・魚醤、缶詰、すり身製品もアレルギー性は弱め。 ・かすべはパルブアルブミンが少なくアレルギー性が弱い。 ・魚アレルギーを疑って魚の反応が出ないときはアニサキスかも
大豆	・豆乳＞ゆで枝豆、豆腐、きな粉＞納豆＞味噌、醤油
小麦	・醤油では消失、麦茶は弱い。
果物・野菜	・OAS（口腔アレルギー症候群）の場合は加熱。 ・缶詰などで消失。
魚卵	・鶏卵、魚肉とは関係ない。

の醤油には原材料として小麦が使われるが、アレルゲン性は消失していることが報告されており[40]、**小麦アレルギーのために、普通の醤油が使えないということはない**。今でも、小麦アレルギーを理由に特殊なノン小麦醤油を使っている患者、あるいは使用を指示している医師が時々いるのは残念である。食品ごとのアレルゲン性の特徴を大まかにまとめて**表2-6**に示す。

　ピーナッツはマメ亜科落花生族一年草落花生の実で、地中で結実する。ナッツではない。ナッツとは何か。硬い皮や殻に包まれた果実・種子を種実類と総称するが、その中で木の実を一般にナッツと呼ぶようであり、ヘーゼルナッツ、アーモンド、クルミ、カシューナッツ、ブラジルナッツ、などがある。植物学的にピーナッツとナッツは全く異なるが、アレルゲンとしては一部交差反応性がある[41]。したがって、ピーナッツアレルギーだから他のナッツも除去する、あるいはその逆、は間違いであるが、ピーナッツとどれかのナッツのアレルギーが重複している場合もある。ナッツアレルギーの場合は、ある程度の確率で他のナッツにも反応する可能性がある。**食物間の交差反応**を図2-15に示す。

　次に、油が悪いと思っている人が多い。昔、大豆油が大変な悪者にされていた時期があり、大豆油を徹底的に除去する指導が行われていたことの名残が今でもあるようである。アレルゲンとなるのは基本的に蛋白質であり、精製度の高い油はアレルギーを起こさないが、今でも油、特に大豆油、を減らしていますという例をよく目にする。乳製品についても、バターが怖い、と思っている人がかなりいる。**乳製品についても蛋白濃度の高いものほどアレルゲン性が強い**わけで、チーズ（13〜44％）、ヨーグルト（3.5％）、牛乳（3.3％）、バター（0.6％）、の順である。医師の中にも、乳製品に関してチーズから始めてみるように指導する場合があるのは困る。

　食物アレルギーについて正しい指導をするためには、医師も食物そのものについての知識を深めるよう努力すべきであり、また、栄養士など食品の専門家の協力を仰ぐことも必要である。

40) 古林万木夫, 田辺創一, 谷内昇一郎. 醤油醸造における小麦アレルゲンの分解機構. 日小児アレルギー会誌 2007;21:96-101.

41) de Leon MP, Glaspole IN, Drew AC, et al. Immunological analysis of allergenic cross-reactivity between peanut and tree nuts. Clin Exp Allergy 2003;33: 1273-80.

食物アレルギーの実態 第2章

以下の食物などにアレルギーがあると		以下の食物などのどれかに		反応する危険率は	
豆類	ピーナッツ	他の豆類	えんどう豆 レンズ豆	5%	
木の実	クルミ	他の木の実	カシューナッツ ヘーゼルナッツ ブラジルナッツ	37%	
魚類	サケ	他の魚類	カジキ ヒラメ	50%	
甲殻類	エビ	他の甲殻類	カニ ロブスター	75%	
穀類	小麦	他の穀類	大麦 ライ麦	20%	
牛乳		牛肉		10%	
		山羊乳		92%	
		馬乳		4%	
花粉	カバノキ ブタクサ	果物・野菜	リンゴ モモ メロン	55%	
モモ		他のバラ科の果物	リンゴ プラム ナシ	55%	
メロン	カンタロープ	他の果物	スイカ バナナ アボカド	92%	
ゴム	ゴム手袋	果物	キウイフルーツ バナナ アボカド	35%	
果物	キウイフルーツ バナナ アボカド	ゴム	ゴム手袋	11%	

（出典：Sicherer SHらのデータを引用）

図2-15　食物間の交差抗原性

（ぜんそく予防のためのよくわかる食物アレルギー対応ガイドブック2014．環境再生保全機構，2014, p.34より）

Message　プライマリ・ケアの現場への提言 ②

　食物アレルギーについての正しいイメージを持つことが大切だと思います。実際以上でも以下でもなく、正確な知識を持ち、患者さんにも伝えるべきだと思います。アナフィラキシーは、1例でも致死的な症例があると、特に学校などの集団生活の場所で起こると、大々的に報道されます。1例でもそのようなことがないように努力すべきですが、あまりにその危険性を誇大に強調して、患者さんを恐怖の虜にすればよいというものではありません。身の回りにはもっと大きな危険がいろいろあります。

　食物アレルギー・アナフィラキシーの真の危険性、本当に危険な兆候は何か、そういったことを冷静に理解してこそ、正しい対応が可能だと思います。

　また、食物アレルギーについて良い指導をするためには、医師やその他の医療職が食品そのものについての正しい知識を増やすことが重要だと思います。

● 食物アレルギーのパラダイムシフト
－経口免疫寛容と経皮感作を踏まえた新戦略－

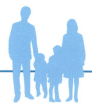

第 3 章

食物アレルギーの診断

第3章 食物アレルギーの診断

- ❖ 食物アレルギーかどうか判別する
- ❖ 特異的IgEでわかること、わからないこと
- ❖ 経口負荷試験はゴールデンスタンダードではあるが……

Key word 蕁麻疹、特異的IgE、プロバビリティーカーブ、コンポーネント、プリックテスト、食物経口負荷試験

　正しい診療のためには、まず正しい診断がなされなければならない。食物に限らず、アレルギーの診断でわが国で最も広く利用されているのは特異的IgEの測定である。しかし、現在のIgEの結果にはいろいろと問題があり、特に食物アレルギーにおいて、食べてはいけないのか、食べるとどうなるのか、どれくらい危険なのか、といったことがわかる安全で信頼性の高い検査法はない。

1　問　診

　まず、これまでの経緯について情報を得る。小児科領域では、年齢にもよるが、本人以上に保護者、特に母親から得る情報が中心となる。母親が最も身近な観察者であり、その子のことを最もよく知っている。しかし、食物アレルギーに関しては間違った思い込みが多いのも事実である。第2章で扱ったように「食物アレルギーの症状」というものはない。何かを食べた後に何らかの症状が起これば、その食べ物が原因ではないかと疑うのは当然であるが、特別ひどい症状の場合を除いて、その状況が繰り返し発生しているかどうかが問題であり、他のときには問題なく食べられているとしたら、診断的価値は怪しくなる。アトピー性皮膚炎において食物の影響が問題とされることは多いが、皮疹や痒みは、気温、湿度や日照、その日の活動、運動、発汗、疲労、機嫌、感染症、などさまざまな因子の影響を受けるので、食物除去・負荷試験を一定のスケジュールで実践することも必要となる。また、第1章ですでに引用したように、皮疹が悪いほど食物の関与を気にしている傾向があるので[1]、しっかり皮膚の状態を良くしてから評価することも重要である。

　IgEが関与するアレルギー反応で、皮膚に現れる典型的な症状は蕁麻疹で

[1] Thompson MM, Hanifin JM. Effective therapy of childhood atopic dermatitis allays food allergy concerns. *J Am Acad Dermatol* 2005;53:S214-9.

表3-1 蕁麻疹の病型分類

原因	人数	(%)
特発性	1,657	(71.8)
物理的	370	(16.0)
コリン性	88	(3.8)
アレルギー性	79	(3.4)
血管炎	48	(2.1)
感染	24	(1.0)
その他	42	(1.9)
総数	2,308	(100.0)

(Champion RH. Urticaria: then and now. Br J Dermatol 1988;119: 427-36 より作成)

あるが、蕁麻疹は生涯に20％の人が経験すると言われるほどありふれた病気である。少し古いが歴史的に有名な報告で、2,000例あまりの蕁麻疹症例を調査してアレルギー性と診断されたのは3.4％であった（**表3-1**）[2]。もう少し新しいイタリアでの調査でも特発性が82％を占め、物理的蕁麻疹が14％、IgE関与Ⅰ型アレルギー性が8％（38例）であった[3]。38例のアレルギーの原因としては食物が14例で、具体的な食品はナッツ4例、ピーナッツ3例、桃3例、トマト2例、ヘーゼルナッツ2例であった。わが国では、大学病院皮膚科を受診した蕁麻疹患者（平均年齢37.9歳（0～80歳））の病型調査で、やはり特発性が76.5％を占め、物理的蕁麻疹10.0％、コリン性蕁麻疹6.5％、外来物質による蕁麻疹6.5％（このうちアレルギー性が5.4％）であった[4]。

「蕁麻疹＝アレルギー」という意識は今でも、医療者の中にも根強くあり、アレルギー関連の検査を繰り返し実施している例や、肉と魚（特に青魚）の摂取を中止するように安易に指導されている場合もある。日本皮膚科学会の『蕁麻疹診療ガイドライン』[5]では「蕁麻疹ではまず臨床的に病型を絞り込むことが大切であり、すべての蕁麻疹症例に対して一律にⅠ型アレルギーや一般的生化学検査等を行うべきでない」としている。

原因と思われる食品については、特に加工品の場合は、具体的な商品がわかるようにラベルやその写真などを保存することが重要である。通常はアレルギーの原因と考えられないものが真の原因ということもあり得る。接触から症状誘発までも数時間を超えて起こる場合があるので、そういう範囲で情報収集が必要である。

[2] Champion RH. Urticaria:then and now. Br J Dermatol 1988; 119:427-36.

[3] Nettis E, Pannofino A, D'Aprile C, et al. Clinical and aetiological aspects in urticaria and angio-oedema. Br J Dermatol 2003; 148:501-6.

[4] 田中稔彦, 亀好良一, 秀道 広. 広島大学皮膚科外来での蕁麻疹の病型別患者数. アレルギー 2006;55: 134-9.

[5] https://www.dermatol.or.jp/uploads/uploads/files/guideline/1372913324_1.pdf

2 特異的 IgE 測定

　客観的な情報を得るために、食物アレルギーを確認するいくつかの方法がある。その大まかな特徴は**表3-2**のようにまとめられる。わが国では、末梢血を採取して特異的 IgE を測定する方法が最も頻繁に利用されており、代表的な検査と言える。長所にも短所にも「結果が数値で表される」と書いたが、数値で明確に結果が示され強い説得力があるが、その数値と実際に起こる症状には乖離があるのが問題である。

　最近、アレルギー検査のために IgG を測定しましょう、という宣伝を Web などで時々見かける。新しい検査法と称して数万円の価格をつけているが、この数値はアレルギーとは全く関係がなく、日常的に摂取している食品に対してある程度の IgG が産生されているのは普通の反応であり、むしろアレルギーを抑える可能性もあり、アレルギー診断には全く意味のない検査である。日本小児アレルギー学会を含めて諸外国の団体からも血中食物抗原特異的 IgG 抗体検査に関する注意喚起を出している。

表3-2 検査の種類と特徴

検査法	長　所	短　所
IgE（血液中）	・結果が数値で表される ・1回の採血で多数項目を調べられる	・結果が数値で表される ・末梢血中の抗体量 ・実際の症状の起こり方と差がある
プリックテスト	・その場で結果が出る ・任意の食品を使って調べられる	・感度が良い ・痛み、痒み、時に強い反応
皮内反応	・その場で結果が出る	・感度が非常に良い ・痛み、痒み、強い全身反応の危険
好塩基球活性化試験（BAT）[1]	・好塩基球の IgE 依存性に起きる反応性を評価 ・細胞表面のマーカーで活性化を評価 ・任意の抗原について検査できる	・標準値が定まっていない ・保険適応がなく高価である
ヒスタミン遊離試験（HRT）[2]	・好塩基球の IgE 依存性に起きる反応を評価 ・遊離されるヒスタミン量で反応を評価	・項目数が少なく、限定される
経口負荷試験	・実際に起こる症状を確認 ・症状誘発閾値、具体的な症状を確認	・時間がかかる ・症状の苦痛がある ・客観的な評価が難しい場合がある ・時に危険な症状を誘発 ・食べてくれない場合がある

1) BAT：basophil activating test、2) HRT：histamine releasing test

(1) 一般論として

　わが国で最も多く使われているアレルギー検査は、血液中の特異的 IgE の測定である。IgE は、石坂公成らによって 1967 年に発見され、1974 年に日常検査に利用可能なキットが初めて発売され、測定法はその後、数段階の改良を重ねている。この方法によって、**ある抗原（アレルゲン）と特異的に反応する IgE 抗体の血液中の量を測定することができる**。わかるのはそこまでであって、それ以上ではない。

　以前から、感作と発症は異なる、ということが言われている。例えば、スギ花粉症の調査で、感作率（スギ特異的 IgE が陽性）は 58％であったのに対して、有病率（実際に症状がある）は 20％であった[6]。「スギ特異的 IgE 陽性」と「春の鼻・結膜症状悪化」という条件がそろうだけでスギ花粉症の診断を確定してしまう場合が多いように見受けられる。しかし、免疫療法を開始する場合などはより確実な診断を心がけるべきである。春先には気候の変化の影響もあって鼻炎症状は出やすいし、ダニや他の花粉の影響も出てくるので、本当にスギ花粉症かどうか、例えば天気予報のスギ花粉飛散予報に一致して悪化するか、あるいは、飛散期の鼻汁中好酸球が著しく増えているか、などを確認するのが好ましい。スギ花粉をアレルゲンとする IgE による反応として症状が起こっているのでなければ、折角、免疫療法 ── 舌下法であれ皮下注射法であれ ── を頑張って実施しても、本来の効果が得られないのは当然である。

　数年前、4 歳男児が難治性アトピー性皮膚炎の治療のために遠方から来た。自宅でイヌを 2 匹（ミニチュアダックスフントとポメラニアン）飼っており、血液検査ではイヌ特異的 IgE がクラス 6（1,910 U_A/mL）とめったに見ることのないような高値であった。当初は筆者も、イヌを手放してもらうしかないだろうと考えていたが、母親は、イヌとの接触で悪化することはないと言う。入院治療で皮膚症状が軽快した時点で自宅外泊を試み、イヌとも接触してみてもらったが悪化することはなく、帰院後に、病院にいるファシリティードッグ（ゴールデンレトリバー）とも接触させてみたが、全く悪化しなかった。つまり、この子の場合、皮膚のバリア機能が強く障害された状態でイヌと同居し、持続的に高濃度の抗原曝露を受けて IgE が大量に産生されてはいるが、その IgE がアトピー性皮膚炎の皮疹やその他のアレルギー症状の誘発に関与しているわけではない、と理解し、イヌは手放さなくてよいという方針にした。実際、退院後にイヌと同居を再開しても経過は良好であった。

　多くのアレルギー患者では、血液検査をすれば大多数がダニ、ハウスダストの IgE が陽性になり、以前は、ダニ対策を徹底するように強く指導し、確

[6] Okamoto Y, Horiguchi S, Yamamoto H, et al. Present situation of cedar pollinosis in Japan and its immune responses. Allergol Int 2009;58:155-62.

かに家庭内のダニアレルゲンの低下とともに症状が改善されることを確認したとする報告もあるが、毎日掃除のことばかり気になって気がおかしくなりそうと訴える母親もいた。個々の患者で、どれだけ家庭でダニ抗原の曝露があり、どれだけダニアレルギーによる症状が出ているのか、そういう評価は今でも実際は容易ではない。

(2) 食物アレルギーにおいて

食物アレルギーの場合、ある食品を摂取してどのような症状が出るのか、どの程度危険なのか、どの程度厳密に除去をする必要があるのか、そういったことを知る必要があり、検査で反応が出ているけれど症状が出るかどうかわからない、では非常に困るわけである。そこで、検査の数値にどれくらいの意味があるのか、多くの研究がされてきて、どれくらいの数値だったらどの程度の確率で食べると症状が出るか検討されてきた。横軸を特異的IgE抗体価、縦軸を経口負荷試験陽性率にしてグラフにしたものがプロバビリティーカーブ（可能性曲線）と呼ばれ、いろいろな報告が出されている。卵白と牛乳に関するグラフが『食物アレルギー診療ガイドライン2012』[7]（以下、ガイドライン2012、とする）にある（**図3-1**）。IgEが高いほど負荷試験陽性率は高くなり、ほとんどの症例が負荷試験で陽性（95％陽性的中率）となるIgEの値がどれくらいかもわかる。年齢が高くなるとグラフが右にシフトし、

[7] 日本小児アレルギー学会食物アレルギー委員会，宇理須厚雄，近藤直実監修．協和企画，2011．

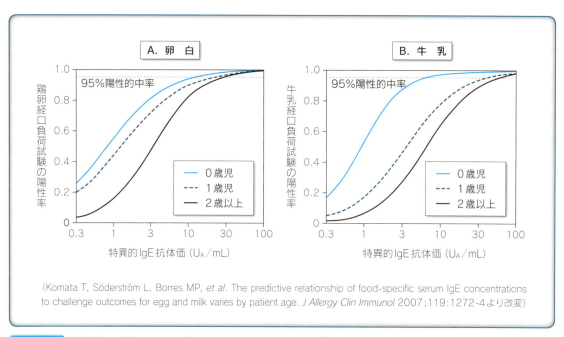

(Komata T, Söderström L, Borres MP, et al. The predictive relationship of food-specific serum IgE concentrations to challenge outcomes for egg and milk varies by patient age. J Allergy Clin Immunol 2007;119:1272-4より改変)

図3-1 加熱鶏卵/牛乳アレルギーと特異的IgE抗体価 プロバビリティーカーブ
(日本小児アレルギー学会食物アレルギー委員会．食物アレルギー診療ガイドライン2012．協和企画，2011，p.53より)

95％陽性的中率を示すIgEの値は高くなり、同じIgEの値であれば、負荷試験陽性率は低下する。

　現在使用されているIgE測定システムでは、結果をクラス0から6まで7段階で示す方法が多く使われており、通常、クラス2以上を陽性と判定する。しかし、それは便宜的な区分であり、食物アレルギーの場合に、クラス0〜1では摂取時の陽性率は極めて低く、クラス2を超えると急に高くなる（図3-2）のであれば、このクラス表示は非常に有用性が高いわけである。これは食物アレルギーの評価に限ったことではなく、スギ花粉やダニのアレルギーについても当てはまることであるが、実際の曲線はそうはならない。さらに、卵、牛乳のプロバビリティーカーブの原著[8]によると、全負荷試験の中で陽性となった割合は卵で49％、牛乳で25％にすぎない。負荷試験で食品を最大どこまで増量したか具体的な数値は論文中には書かれていないが、ある一定量まで増やしていくと（ちなみにガイドライン2012では卵1/2個、牛乳100mLまで負荷試験の方法として例示している）、このグラフで示された割合で症状が出る、というものであって、クラス6で特異的IgEが100 U_A/mLあったら、少量食べただけでもほぼ確実に全員にひどい症状が出るということを示しているわけでない。この点を誤解してはいけない。

8) Komata T, Söderström L, Borres MP, et al. The predictive relationship of food-specific serum IgE concentrations to challenge outcomes for egg and milk varies by patient age. J Allergy Clin Immunol 2007;119:1272-4.

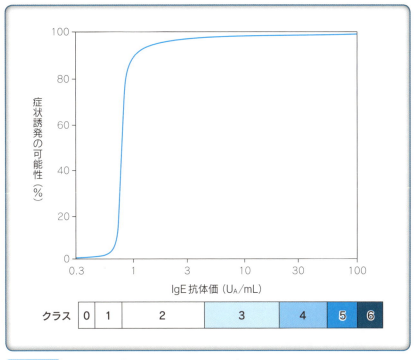

図3-2　理想的なプロバビリティーカーブ

ところで、このプロバビリティーカーブは食品の種類によってかなり異なることが知られていて、小麦、大豆などは非常に陽性的中率が悪い。小麦については、小麦全体をそのまま抗原として使用する従来の方法（小麦粗抗原）に比べて、よりアレルギー反応に関連している成分（コンポーネント component）であるω（オメガ）-5グリアジンを抗原として特異的IgEを測定すると陽性的中率が飛躍的に良くなることが報告されている（**図3-3**）。また、成人の小麦依存性運動誘発アナフィラキシーの診断にはω-5グリアジン特異的IgEの測定が有用であると報告されている[9]。それでは今後はω-5グリアジンIgEだけ測定すればよく、小麦IgEを測定する必要はないのかというとそうではない。2歳以上のω-5グリアジンIgEのグラフではクラス0（IgE値が0.35未満）でも陽性率が50％程度あり、陰性的中率（検査が陰性なら食べても症状が出ない）は従来の小麦IgEの方がはるかに優れている。

すでにピーナッツに関連する **Ara h 2**、卵に関連する耐熱性蛋白である **オボムコイド**（加熱卵白に対する反応性の目安になる）などコンポーネントに対する特異的IgEの測定が実用化されており、IgEの検査結果と実際の症状の乖離がある程度埋められることが期待される。

また、花粉-食物アレルギー症候群の症例が増えており、果物や野菜のア

[9] 森田栄伸. 食物依存性運動誘発アナフィラキシー. 別冊BIO Clinica 慢性炎症と疾患 2014;3:51-6.

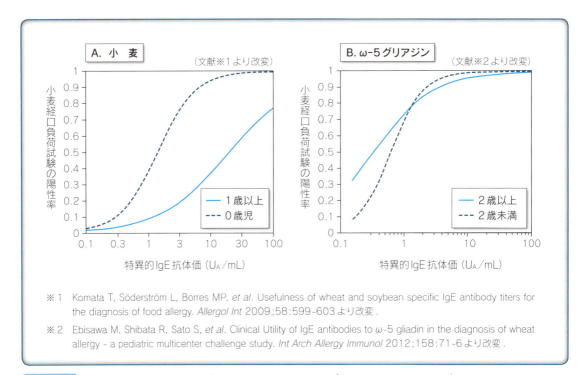

※1 Komata T, Söderström L, Borres MP, et al. Usefulness of wheat and soybean specific IgE antibody titers for the diagnosis of food allergy. *Allergol Int* 2009;58:599-603 より改変．
※2 Ebisawa M, Shibata R, Sato S, et al. Clinical Utility of IgE antibodies to ω-5 gliadin in the diagnosis of wheat allergy - a pediatric multicenter challenge study. *Int Arch Allergy Immunol* 2012;158:71-6 より改変．

図3-3 小麦特異的IgEとω-5グリアジン特異的IgEのプロバビリティーカーブ

（日本小児アレルギー学会食物アレルギー委員会. 食物アレルギー診療ガイドライン2012. 協和企画, 2011, p.54より）

レルギーが疑われるときは、シラカバあるいはハンノキ、ヨモギ、カモガヤ、スギなどの花粉についても特異的IgEを測定することを検討する必要がある。

3 皮膚テスト

　プリックテストも食物アレルギーの診断にしばしば利用される。最大の長所は、食品そのものを使って検査できることであり、血液検査にない項目についても検査が可能であり、実施後15分で結果が得られる。しかし、この検査も特異的IgEが存在することを確認するための検査であり、**この検査で陽性であっても、その食品を食べると症状が必ず出ることを意味するものではない**。図3-4は大豆アレルギーの患者のプリックテストで、IgE測定の項

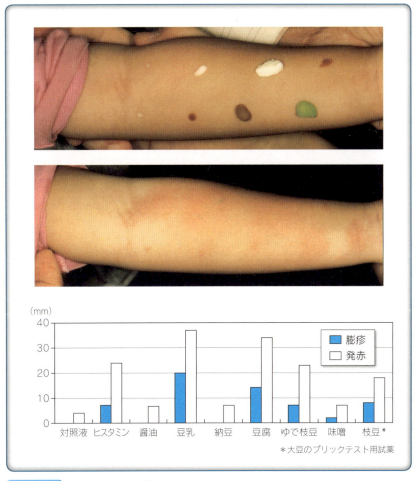

図3-4　大豆系食品のプリックテスト

食物アレルギーのパラダイムシフト

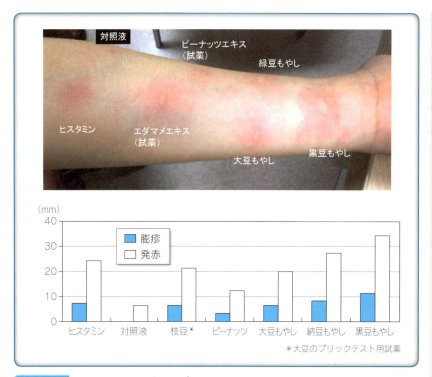

図3-5 もやしアレルギーのプリックテスト

目としては「大豆」1種類しかないが，わが国には大豆の加工食品が多数あり，それらを幅広く検査するにはプリックテストは好都合である．この患児は豆腐を食べて蕁麻疹が出た既往があり，血液検査では大豆特異的IgEがクラス2（2.28U$_A$/mL）であったが，プリックテストでは醤油，納豆，味噌は陰性であり，実際これらの食品の摂取では問題はなかった．図3-5は，もやしアレルギーを主訴に来院した例で，現在一般に流通している3種類のもやしをprick-to-prick法（もやしを穿刺し，その針ですぐに皮膚を穿刺する）で調べて，3種とも陽性で，その中では，母親の訴えどおり黒豆もやしの反応がいちばん強かった．穿刺は単純なランセットが安価であるが，バイファケイテッドニードル®が手技にかかわらず一定の穿刺ができて反応が安定する．

皮内テストははるかに感度が高いが，全身反応を誘発する危険性もあり，通常は利用しないが，以前に経験したエリスリトールアレルギーではプリックテスト陰性，皮内テスト陽性であることが診断に結びついた[10]．

10) 栗原和幸, 鈴木 剛, 吽野 篤, 他. プリックテスト陰性, 皮内テスト陽性のエリスリトールによるアナフィラキシーの5歳男児例. アレルギー 2013;62:1534-40.

4　食物経口負荷試験

　食物アレルギーの診断で最も信頼性の高い検査が食物経口負荷試験であるが、これをやれば必ずはっきりするというわけではない。例えば乳幼児の場合、途中で機嫌を損ねて真っ赤な顔をして泣き出した場合など、それが誘発症状なのかどうか、判断できない場合がある。また、食べるのを拒否されることもあり、食べてくれなければ検査が成立しない。年長児では、食べる前から緊張して不快感を訴えることもあり、心理的な影響を排除できない場合がある。この点を排除するために行われるのが二重盲検食物経口負荷試験であり、食物アレルギー診断のゴールドスタンダードとされているが、当然2倍あるいはそれ以上の手間がかかる。

　経口負荷試験の問題点は、何と言っても実際に症状を誘発するのが基本で、軽微な症状が最初に現れた時点で終わりにするつもりでも、ある量で陰性を確認してもう一段階進めたところで一気に強い反応を起こす場合がある。実際、負荷試験で怖い思いをしたことは一度や二度ではない。わが国では食物経口負荷試験に関するガイドライン[11]が刊行されており、負荷試験のときに使用する各食品の量などが例示されているが、患者は一人一人反応性が異なっており、この通りやれば絶対安全という方法はない。現在、この経口負荷試験は1,000点の保険点数が認められているが、基準を満たした施設において「9歳未満の患者に対して年2回まで」という制限があるのは現場の医師としては改善してもらいたい点である。

　負荷試験の目的は、大きく表現すれば現状を正しく把握するということであるが、食べられる限界を知りたい、実際にどのような症状が出るのか知りたい、という希望で行う場合がある。通常は、症状が出ないと思われる少量から開始して徐々に増量していくが、どこまで増やしてみるか、実は非常に難しい。まだ大丈夫だろうと思って一段階増やしたら、一気にひどいアナフィラキシーを起こす場合もある。図3-6は小麦負荷試験の一例で、血液検査では小麦クラス6（270U_A/mL）、ω-5グリアジンはクラス0（0.34U_A/mL）の6歳男児で、この結果からは確定的なことが言えない。うどんを使って0.5cmから負荷試験を開始し、4cm食べた後に、突然咳き込み始め、皮膚症状が遅れて出現した。呼吸器症状は短時間で軽快したが、皮膚症状は数時間続いた。

　どのような経口負荷試験を行うかは第4章で扱う治療に直結する問題であり、経口負荷試験の結果をその後の治療にどう活かすかによって試験の方法は変わってくる。次回の来院時、診察の待ち時間にある量を食べて様子を見

11）宇理須厚雄，向山徳子，森川昭廣，他監修．食物アレルギー経口負荷試験ガイドライン2009．協和企画，2009．

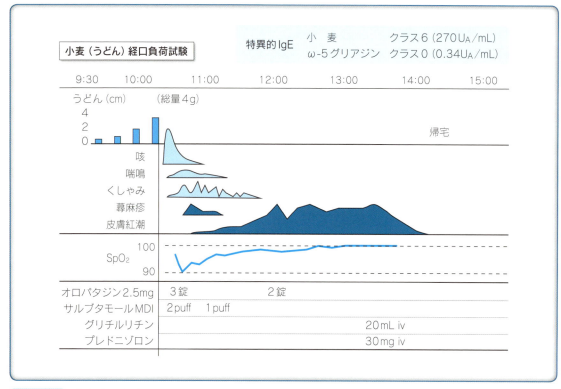

図3-6 小麦（うどん）負荷試験の一例（6歳、男児）

てもらう（開始時には受付に届けてもらうようにはしているが）という方法も使っている。ほぼ安全と思われる量だけ1、2段階負荷して、陰性が確認されたらその量の摂取を開始する、という場合もある。しかし、この場合には、実はそのときに負荷した数倍の量まですでに安全に食べられる状態である可能性は残される。症状が誘発される限界の量を把握する負荷試験を実施すれば、その症状誘発閾値の1/5〜1/10程度から摂取を開始して、徐々に増量していけば、筆者の考えではそのまま当初の閾値を超えて摂取しても大丈夫なことが多い。また、経口負荷試験は実施せず、検査の数値や既往歴など周辺の情報から、これなら食べられるだろうと思われる量を設定して家庭で摂取を開始し、徐々に増量する方法でも、軽症例、そして実際には軽症例が圧倒的に多いのだが、では問題なく進めることが可能で、本格的な経口負荷試験を行うよりも安全ではないかと思うときもある。

　どの場合も、**実施に伴う危険性とその対策、検査の意味、などについて事前にしっかり説明をして同意を得ておく**ことは必要である。

Message プライマリ・ケアの現場への提言 ③

　正しい診断なくして、正しい疾病の対応はあり得ません。わが国では、血清IgE値の測定がどこでもいつでもできるほどに普及していますが、その結果の意味するところを正確に理解し、患者さんに説明できることが絶対に必要です。そうでないと、検査結果を得たことがその患者さんにとって悪い方向に作用する危険性さえあるわけです。

　プリックテストも同様ですが、検査結果陽性は完全除去の必要性を示しているわけではありません。無駄な除去食が単に無駄な労力と緊張を強いるだけでなく、食物アレルギーを発症させ悪化させる危険性が認識されるようになったわけですから、除去食の指示は慎重でなければいけません。勿論、安易に食べることも危険ですが、常に、どこまで食べられるか、を考えるべきだと思います。

　除去か、摂取か、その両者の間で個々の患者さんにとって最良の方法を選択する、あるいはその指針が得られる医療機関を紹介することを検討してください。

● 食物アレルギーのパラダイムシフト
－経口免疫寛容と経皮感作を踏まえた新戦略－

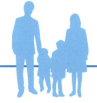

第4章

食物アレルギーの治療

第4章 食物アレルギーの治療

Key Sentence
- 変わってきた除去の意味、除去食の指導とは？
- 食物アレルギーとアトピー性皮膚炎の関係とは？
- アナフィラキシーの治療を再確認
- 食物アレルギーの積極的な治療、経口免疫療法とは？
- 花粉-食物アレルギー症候群に花粉SCIT

Key word 除去食、経口免疫療法（OIT）、皮下免疫療法（SCIT）、舌下免疫療法（SLIT）、花粉-食物アレルギー症候群、減感作、耐性、シラカバSCIT

　10年ほど前までは、食物アレルギーそのものの治療ということは、食物アレルギーを専門にしている医師でも意識になかった。診断されたら、除去を徹底し、アレルゲンとの接触を可能な限り避けることが治癒への近道だと信じられ、運良く自然寛解すればよいが、ある年齢を超えてまだ明らかな症状がある場合には、「生涯除去を続けましょう」と告げる以外にはないというのが食物アレルギーの治療の実態であった。現在、除去の意味も変わってきたし、積極的な経口摂取によって治療する経口免疫療法も広まってきた。しかし、だからこそ、急性期の症状に対する的確な対応の重要性は以前より増しているとも言える。

1 除去食

(1) 基本的方針

　食物アレルギーが正しい方法で診断されたなら、まず取るべき対応は除去食であり、不注意な摂取によってアレルギー症状を誘発することを避けなければならない。かつては、除去食の持つ意味は、他のアレルギー疾患においてアレルゲンとの接触を避ける、ということと同等のもので、可能な限り除去を徹底して、その間にアレルギー感作が減弱して自然寛解しやすい環境を作るという意図があった。現在のガイドライン2012には「正しい原因アレルゲン診断に基づく「食べること」を目指した必要最小限の食品除去が基本」（p.67、表9-1）とされている。この方針は、必要以上の制限食による栄養障害や、対応の難しい食事の準備による保護者の疲労や患児の食欲や食べる喜びの喪失、精神的負担などQOLの障害、などの治療に伴う弊害をなくすことを目的に、必要最小限の除去を「除去食品の代替による栄養面とQOLへの配慮」をしながら行うことにしたものであろう。

10〜20年前は食物アレルギーの治療としての除去食によって、ビタミンB_1、B_{12}、D、Kやカルシウム、ビオチン、セレンなどの栄養素の欠乏、さらにはくる病や成長障害をきたした症例の報告が相次いでみられた。ビオチンに関しては、法的規制によってミルクへの添加が認められないために、現在でもミルクアレルギー用のミルクやアミノ酸乳だけで長期に養育すると**ビオチン欠乏**をきたす危険があり、日本小児アレルギー学会などから注意喚起が出されている[1]。

　現在は、**食べて明らかな症状が出ない範囲においては食べてよい**、という基本方針に変わってきたが、本書の第1章で解説したように、食べることは基本的に寛容誘導に働くのであり、そうであれば、「食べてもいい」のではなく、「食べる方がよい」、「食べるべきである」という表現の方が適切かもしれない。今でも、血液検査の結果などで陽性反応を見つけると、患者や保護者の判断だけでなく医師からも「念のためにやめておく」ことを指導されている場合をしばしば目にする。それこそが、本物の食物アレルギーへと推し進める最も危険な指導となる。一般的にアレルギーを起こしやすい食品は食べないでおく、という方針も同様に間違いである。

(2) 具体的な除去食の指導

　今では我々は日常的に多くの加工品を食べているので、アレルギー症状の誘発を避けるために、それぞれの製品にアレルギーを起こしやすい食品が微量でも入っているかどうかを知る必要があり、法律で**特定原材料**として表示が義務付けられている（**図4-1**）。推奨品の場合には表示されていない場合

[1] ミルクアレルギー児におけるビオチン欠乏に関する注意喚起（http://www.jspaci.jp/modules/membership/index.php?page=article&storyid=45）

《特定原材料》表示義務

卵、乳、小麦、そば、落花生、エビ、カニ

《特定原材料に準ずるもの》表示推奨

あわび、いか、いくら、オレンジ、カシューナッツ*、キウイフルーツ、牛肉、くるみ、ごま*、バナナ、豚肉、まつたけ、もも、やまいも、りんご

＊平成26年8月31日追加

図4-1 アレルギー物質を含む食品に関する表示について
平成14年4月1日より実施（平成13年3月21日食企発第2号・食監発第46号）。

- 容器包装して出荷する食品についての法律である。
  (レストランや量り売りの場合には当てはまらない)
- 面積が小さいもの（30cm² 以下）は表示しなくてもよい。
  (非常に重症の場合は、確認できた場合を除いて小さい商品は食べない)
- 表示義務の7品目以外は表示されていないかもしれない。
  (アレルギーの原因が推奨品に該当する場合は個々に問い合わせが必要)
- 卵については、玉子、たまご、タマゴ、エッグ、鶏卵、などの表記も可。
- マヨネーズ、オムレツ、かに玉、親子どんぶりなどは卵を、生クリーム、ヨーグルト、ラクトアイス、ミルクは牛乳を使っていることが予測できるので表示不要。
- 可能性表示は認められない。
  (入っているかもしれません、という表示は禁止)
- 注意喚起表示（同じ製造ラインで○○を含む製品を生産しています）は認められている。
  (本来は含まれていないはずで、含まれているのであれば表示しなければいけない)
- オレンジが表示推奨品に入っているが、ネーブルオレンジとバレンシアオレンジに限定している。
  (柑橘系には広く共通抗原があり、オレンジ以外でも反応する可能性が強い)

図4-2 アレルギー食品表示の注意・問題点

もあるので、これらの食品でアレルギー症状が誘発される場合には、個々の製品について問い合わせをすることも必要である。そのほかにも表示の決まりについて注意すべき点がいくつかあり、図4-2 にまとめて示す。幼児にはアレルギーのある食品の表記について、自分で認識できるように早期に文字を教えておくことも考えるべきであり、ピーナッツは「落花生」と表示されることが多いので、その中の一字でも認識できるようにするとよい。

次に、アレルギー食品がある一定の量までなら食べられる場合、例えば卵は1/4個までなら大丈夫という場合、あるケーキに卵を含む表示があるが、含まれる量が明記されていないと、具体的にこのケーキをどれくらい食べられるのか判断できない。厚生労働科学研究費補助金で作られた「加工食品のアレルゲン含有量早見表」は多数の具体的な商品について、卵、牛乳、小麦、大豆の蛋白レベルが記載されていて、どの商品をどの程度食べられるか、目安とするのに良い資料である。食パンには普通牛乳が含まれるが、6枚切り1枚あたりの乳蛋白量は0.12〜200mgと大きな差があることがわかる。ただし、商品は時とともに移り変わりがあり、同じ製品でも内容が変化している場合もある。改訂版も作られているが、初版（平成23年発行）のみWebでダウンロード可能なようである[2]。

ほかには、『おいしく治す食物アレルギー攻略法』[3] は、例えばゆで卵20g

[2] http://allergyteam.net/wp/wp-content/uploads/2014/02/e3a89d824f5dc-2919fa36322eee84222.pdf

[3] あいち小児保健医療総合センターアレルギー科, 伊藤浩明監修, 認定NPO法人アレルギー支援ネットワーク, 2014.

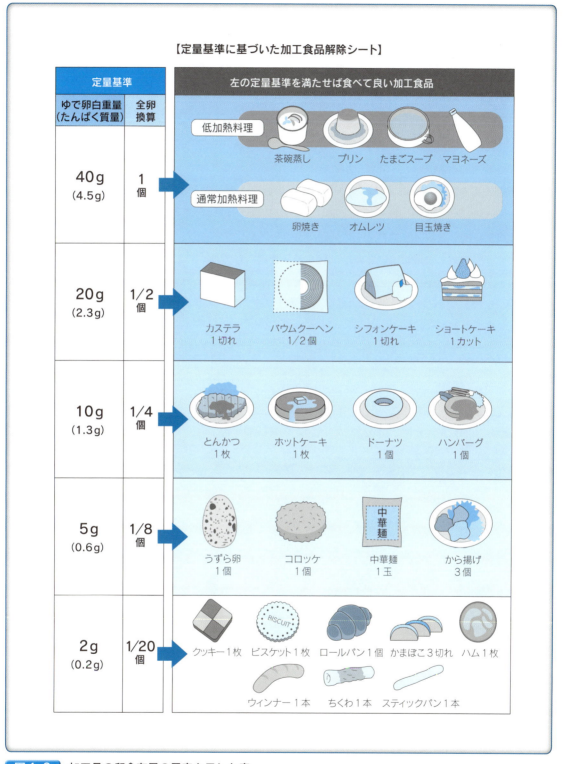

図4-3 加工品の卵含有量の目安を示した表

(あいち小児保健医療総合センターアレルギー科. おいしく治す食物アレルギー攻略法. 認定NPO法人アレルギー支援ネットワーク, 2014, p.23より)

に相当する卵含有食品としてはカステラ1切れ、バウムクーヘン1/2個、ショートケーキ1カット、などおよその対応をわかりやすい図表で示していて、具体的な食品摂取の指導に使いやすい（**図4-3**）。牛乳、小麦についての図表も載っているが、オリジナルデータは日本小児アレルギー学会誌に連続して掲載されたものである[4,5,6]。

基本的には<u>アレルゲンは蛋白質であるから、食品の全体の量ではなく蛋白含有量を目安にする</u>という原則が理解されていないことが多い。例えば、乳製品を初めて試すときに、チーズから始めるように指導されていることがある。<u>乳製品の蛋白含有量はおよそバター0.6％、牛乳3.3％、ヨーグルト3.5％、チーズ13～44％、脱脂粉乳・スキムミルク（粉末）34％である。</u>また、加熱や発酵などの影響でアレルゲン性がどの程度変化するかは、食品ごとに大きく異なる。一般に「生ものはアレルギーを起こしやすい」という意識が強いが、むしろ加熱でアレルゲン性が減弱する食品は少ない。卵は生が強く、加熱で相当弱くなるが、他の食品で同じように変化するものはない。その特徴を第2章**表2-6**（☞p.67）にまとめてある。

何かを除去する場合、成長期の小児の場合には代替食で栄養素が充足されているか、十分に気をつける必要がある。身長、体重を定期的に測定することは当然であるが、複数の食品の除去が必要な場合には栄養士による評価、指導も考慮する。

2 皮膚バリア機能の改善

経皮感作の重要性が明らかになったわけであるから、食物アレルギーの発症、進行を抑えるために、<u>皮膚の状態を良くすることに最大限の関心を払う</u>必要がある。長期的に皮膚バリア機能を損なう疾患の代表は<u>アトピー性皮膚炎</u>であり、しっかり治療して健康な皮膚を維持することは、食事そのものの扱いと同等以上に重要なことである。単に痒みを減らす、見た目を良くする、といったことにとどまらず、<u>アレルギーマーチ全体の進行を抑える</u>意味を持つ。

筆者は、皮膚の治療で特別なことをしているわけではなく、ガイドラインに示されている標準的な治療を実直に実践している[7]。アレルギー科を看板にしていると、アトピー性皮膚炎を主訴とした紹介を受けることが多いが、<u>ほとんどは標準的な治療を実践すれば速やかに改善する</u>。なかには、入院治療を繰り返しシクロスポリン内服まで行っても安定しない難治例として紹介された幼児例でも、標準的治療で容易に改善し、安定した経験もある。基本

4) 小林貴江, 漢人直之, 羽根田泰宏, 他. 鶏卵経口負荷試験陽性者に対する除去解除を目指した食事指導（第2報）. 日小児アレルギー会誌 2013;27:692-700.

5) 小田奈穂, 楳村春江, 小林貴江, 他. 牛乳アレルギーにおける除去解除のための食事指導（第3報）. 日小児アレルギー会誌 2013;27:701-9.

6) 楳村春江, 小田奈穂, 小林貴江, 他. タンパク質換算を用いた小麦アレルギー患者への除去解除指導（第4報）. 日小児アレルギー会誌 2013;27:710-20.

7) アトピー性皮膚炎ガイドライン専門部会, アトピー性皮膚炎診療ガイドライン2015. 協和企画, 2015.

> - 積極的にステロイド外用剤を使用し、早期に改善して減量、中止を図る。
> - ステロイドのランクは病勢を上回るものでなければ効果は出ない。
> - ステロイドを使用すれば、今日よりも明日の方が良くなっていなければ意味がない。
> - 混合はしない（希釈倍率と効果は比例しない、効果減弱、不潔、不均等な混合）。
> - 一度すべての皮疹が消失するまで徹底的に治す。
> - 初期は1日2回塗布する。
> - 使用量はFTUの概念で決める（個々の患者の皮疹に合わせて具体的に指導する）。
> - 使用量と次の来院日までの日数から必要な量を推定し、十分な量を処方する。
> - 塗り方を具体的に指導する。
> - 抗生剤含有外用剤を長期間にわたって使用しない。
> - 再発を繰り返すならプロアクティブ療法を指導する。

図4-4 アトピー性皮膚炎治療のポイント

はガイドラインどおりの治療であるが、なぜかガイドラインに明記されていることがなかなか実践されていない現状がある。例えば、ガイドラインにはステロイド外用剤は他剤と混合しないで「それぞれ単独で使用することが望ましい」とあるが、混合されている例が非常に多い。また、**FTU（finger-tip-unit）**の概念は医療者にも患者側にもある程度知られるようになったが、概念として知っているだけで、実際にその方法で塗ると1回の塗布に何gの軟膏が必要で、次の受診までに何本のチューブが必要かを考えてなく、全く処方量が足りていないことがしばしばある。いくつかのポイントを**図4-4**にまとめる。

3 急性症状に対する対応

食物アレルギーの症状として圧倒的に多いのが**皮膚・粘膜症状**であり、これらは主に**ヒスタミン**によって惹起される反応である。したがって、薬物としては**ヒスタミンH_1受容体拮抗薬**（以下抗ヒスタミン薬）が選択肢となる。抗ヒスタミン薬は以前は「眠い、だるい」が当たり前であったが、それは当時の抗ヒスタミン薬の脳内移行率が高く、脳内ヒスタミンレセプターを占拠し、脳賦活系の重要なメディエーターであるヒスタミンの働きを妨げていたからである。現在は、脳内移行率が低い非鎮静性抗ヒスタミン薬が多数開発されており、これらを選択すべきである。各抗ヒスタミン薬にはそれぞれ特

表4-1 ヒスタミンH$_1$受容体拮抗薬の分類と特徴（各薬剤の添付文書情報より作成）

分類	薬剤（一般名）	添付文書[1]	剤形[2]	注射	適応年齢	Tmax[4]
非鎮静性	ロラタジン	－	ds、錠、OD		3歳	2.3
	フェキソフェナジン	－	ds、錠、OD		6か月	2.2
軽度鎮静性	エピナスチン	△	ds、錠、液		3歳	1.9
	エバスチン	△	錠、OD		6歳	4.6～5.5
	レボセチリジン	×	sy、錠		6か月	1.0
	セチリジン	×	ds、錠		2歳	1.44
	オロパタジン	×	顆、錠、OD		2歳	1.0
	アゼラスチン	×	顆、錠		6歳	4
	メキタジン	×	sy、細、錠		1歳	6.7
鎮静性	クロルフェニラミン	×	sy、散、錠	○	6か月？	2.0
	オキサトミド	×	sy、ds、錠		2歳？	3.3
	ジフェンヒドラミン	×	錠	○	？	2～4
	ケトチフェン	×	sy、ds、錠		6か月	2.8
	d-クロルフェニラミン	×	sy、散、錠	○	6か月？	2.0
	ヒドロキシジン	×	ds、錠	○[3]	？	？

1)「自動車の運転など危険を伴う機械の操作に」従事させない：×、注意させる：△、該当表記なし：－
2) sy：シロップ、ds：ドライシロップ、顆：顆粒、細：細粒、錠：錠あるいはカプセル、OD：口腔内崩壊錠
3) 適応症は、① 神経症における不安・緊張・抑うつ、② 麻酔前投薬、③ 術前・術後の悪心・嘔吐の防止、のみ
4) 最高血中濃度到達時間（時間）

徴があるので、それを表4-1にまとめる。基本的には鎮静性の内服薬はもう使用すべきではない。これらの薬は必ずしも緊急時に使用することを念頭に開発されたわけではなく、新しい薬剤は作用時間が長く1日1回の服用で効果が持続するデザインのものが多いが、急性症状に対して使用する場合は早く作用することが重要な要因であり、Tmaxが短い方が有利であろう。また、いつどこで発生するかわからず、その場ですぐに飲めることを考えると水なしで容易に飲める OD錠（oral dispersing tablet、口腔内崩壊錠）が最も使いやすい。急性症状を抑えるには、通常量より多めに使用する方がいいだろう。

皮膚症状が中等度以上である、内服しても効果が一定時間内にみられな

い、再燃を繰り返す、などの場合、注射で使用する方が効果は強い。ただし、現在、非鎮静性抗ヒスタミン薬の注射剤は存在しない。また、ヒドロキシジン（アタラックス®-P）の注射剤が頻用されているが、本剤はアレルギー疾患への適応はなく、静注あるいは筋注で使用されるが強酸性のために皮内、皮下に漏出すると組織の壊死・潰瘍を起こす危険性があり、さらに中枢抑制作用が強いために意識レベルの判定が困難となるので、アレルギー症状、アナフィラキシーに使用すべきではない。皮膚症状が強く、遷延する場合、特に膨疹が消失しても発赤、潮紅の消退傾向がみられない場合など、**ヒスタミンH_2受容体拮抗薬**を併用すると著効を呈することがある。ただし、保険適応はない（図4-5）。

呼吸器症状が出やすい、あるいは喘息がある場合には気管支拡張薬も処方する。緊急時に確実に効果を発揮するのは吸入であり、どこでも使用できることを考えると加圧式定量噴霧式あるいはドライパウダー式の吸入 β_2 刺激薬を選択すべきである。貼付薬は効果発現が遅く緊急時には全く意味がない。また、喉頭浮腫による呼吸困難には β_2 刺激薬は効果を発揮しない。重篤ではない喉頭浮腫が考えられる場合には**アドレナリン**（ボスミン®外用液0.1％、緊急時には注射用も同様に使用できる）**の吸入**（0.2mLを生食2mLと混ぜて使用）も選択肢になる。

ステロイド薬は通常の使用では、内服でも注射であっても、即効性がない。ショック状態ではさまざまな効果を期待して使用する場合が多いが、喘息とは違って、食物アレルギーの遅発反応に効果があるかどうかは科学的には判明していない。

4 アナフィラキシーの対応

アナフィラキシーの対応手順の図式を**図4-5**に示す。**アナフィラキシー治療の第一選択はアドレナリン筋注である**、と声高に語られるのを幾度となく見聞きしてきた。このテーゼは正しい、と筆者も思う。が、問題なのは、"アナフィラキシー"を定義する明確な条件がないことである。エピペン®の処方数も、実際のアナフィラキシーの現場における使用も、十分でないということが繰り返し指摘されている。しかし、臨床的にアナフィラキシーと診断される状況は稀ではないし、食物によるものがかなりの部分を占めることは第2章でも確認したわけであるが、そのすべてに、片端からアドレナリンを筋注するのがいいのだろうか。そうとは言えないわけで、その理由には二重の意味があって、一つにはアナフィラキシーの予後は一般的には決してそ

食物アレルギーのパラダイムシフト

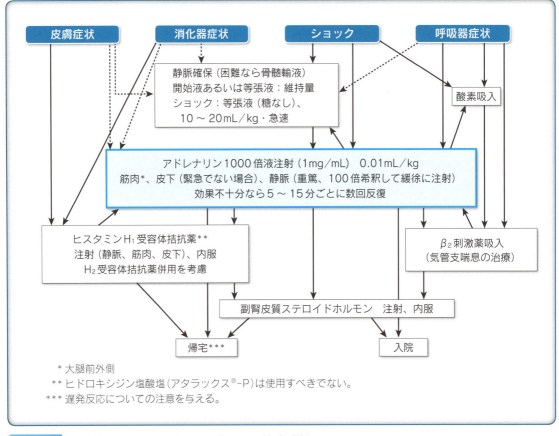

図4-5　医療機関におけるアナフィラキシーの治療手順

エピペン®が処方されている患者でアナフィラキシーショックを疑う場合、下記の症状が一つでもあれば使用すべきである。

消化器の症状	□ 繰り返し吐き続ける	□ 持続する強い（がまんできない）おなかの痛み	
呼吸器の症状	□ のどや胸が締め付けられる □ 持続する強い咳込み	□ 声がかすれる □ ゼーゼーする呼吸	□ 犬が吠えるような咳 □ 息がしにくい
全身の症状	□ 唇や爪が青白い □ 意識がもうろうとしている	□ 脈を触れにくい・不規則 □ ぐったりしている	□ 尿や便を漏らす

日本小児アレルギー学会としてエピペン®の適応の患者さん・保護者の方への説明、今後作成される保育所（園）・幼稚園・学校などのアレルギー・アナフィラキシー対応のガイドライン、マニュアルはすべてこれに準拠することを基本とします。

図4-6　一般向けエピペン®の適応（日本小児アレルギー学会）

れほど悲惨なものではなく死亡は極めて稀にしか起こらないこと、二つ目にはアドレナリンは劇薬で重篤な副作用がありうる薬剤であること、である。

わが国でも自己注射用のアドレナリン（**エピペン**®）が使用できるようになり、特に平成24年の調布市の給食でのアナフィラキシー死以降、処方数が飛躍的に増加していると思われる。日本小児アレルギー学会は2013年7月24日付けで「一般向けエピペン®の適応決定のご連絡」をホームページに掲載した（**図4-6**）。エピペン®を打つ時機を逸して悲惨な結果を招くことのないように、このような「一般向け」の提唱がなされたのであるが、我々が医療機関で患者を扱う場合よりも、一般人が医療機関以外で対応を迫られるときの方が、正確な判断をすることははるかに困難である。なぜなら、医療機関においては、心電図、血圧、呼吸などがモニターされ、血液検査の結果も逐次得ることができ、患者の状態を詳細に把握し、その先の経過も予測しながら必要な処置を取ることができるからである。したがって、このような勧告の場合には、絶対適応ではないが、相対的な適応、必要な状態かもしれないという状況も含めて、手遅れにならないように条件を設定することになるのは致し方ないだろう。ただし、アナフィラキシー死は実際は極めて稀であり、その直接死因は第2章 **図2-12** に示したように、**喉頭浮腫**と**ショック**であるので、少なくとも医療者においては、この点に集中して情報を把握して対応するべきであり、患者側にもこの点を含めた指導（第2章 **図2-12** ☞ p.61）をすべきであると考える。学校で職員が児童にエピペン®を注射した例で、ほぼ間違いなく過呼吸症候群であったと思われる例が過去にあった。

『学校のアレルギー疾患に対する取り組みガイドライン』（日本学校保健会、平成20年）においても、『保育園におけるアレルギー対応の手引き2011』（日本保育園保健協議会、平成23年）においても、エピペン®の副作用について「一般的な小児では副作用は軽微であると考えられます」とある。しかし、エピペン®を普及させるために安全であると言えばいいというものではなく、危険性についても正しい知識を広めるべきであろう。筆者の世代より前は、喘息発作にもアドレナリンをしばしば使用していた。現在のエピペン®よりもはるかに少ない量を皮下注射で使用していたが、副作用の経験は稀ではなかった。喘息発作では低酸素状態にあることや、他の薬剤との併用の問題もあったと考えられるが、現在はガイドラインにおいて、小児喘息の発作でアドレナリンの使用は副作用の発現が高率であるので「勧められない」とされている[8]。アナフィラキシー死の死因としてアドレナリン過剰使用も挙げられている。重篤なアナフィラキシーであったから大量のアドレナリンを必要としたという背景があったかもしれない。Pumphreyは英国で集計されたアナフィラキシー死のデータ解析で、食物が原因の場合は窒息、医原性あるいは

8）日本小児アレルギー学会．小児気管支喘息治療・管理ガイドライン2012．協和企画，2011．

蜂毒が原因の場合はショックが主な死因であろうと述べるとともに、アドレナリン過剰が原因となっている例もあることに言及している[9]。また、成人女性が、子どものために処方されていたエピペン®を使って自殺したと考えられる症例の報告もある[10]。

エピペン®の具体的な打ち方については製薬メーカーの資料その他が多数あるので割愛するが、患者に実際に打ち方を実演してもらったときに気になるのは、上から勢い良く打ち下ろすことと親指をエピペン®の上にかけて打つことである。前者は打つ場所が正確に決まらないので、打つべき大腿の前外側にそっと押し当ててから、ぐっと押し付けるべきである。後者は、上下逆さまに持っていた場合、実施者の指に注射してしまうことになるので、「グー握り」するという指導が好ましい。

アナフィラキシーにおけるショックは、大量の血漿の血管外漏出による**血液分布異常性ショック**に分類されるものであるから、等張液の大量急速輸液が基本的な異常を直接的に是正する処置であり、重篤な症例においては極めて重要な処置となる。また、ショック体位を取らせ、座位、立位は避けることも非常に重要な点である。

一般にアナフィラキシーの経過は悪化も回復も速やかに進行し、軽快すれ

[9] Pumphrey RS. Lessons for management of anaphylaxis from a study of fatal reactions. *Clin Exp Allergy* 2000;30:1144-50.

[10] Palmiere C, Bèvalot F, Malicier D, et al. A case of suicide by self-injection of adrenaline. *Forensic Sci Med Pathol* 2015;11: 421-6.

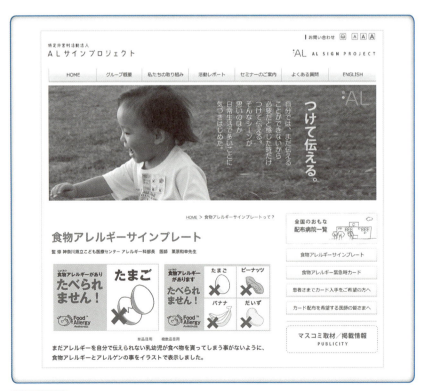

図4-7 ALサインプロジェクトホームページ (http://alsign.org/signplate.html)

ば10〜20分の間にみるみる元気を取り戻し、機嫌が良くなることが多い。全身の皮膚を観察し、血圧、酸素飽和度などに問題がないことを確かめる。救急外来で診察した場合に悩ましいのが、頻度は高くないが遅発反応の可能性があることである。その発生頻度については第2章で扱ったが、観察時間としてLiebermanはほとんどの例では8時間で十分であるが、24時間を推奨しているものもあることを紹介している[11]。Kempもほぼ同様の内容を"how long is long enough?"という論文で扱っており、10時間が十分な時間であろうとしているが、24時間を提唱するものもある、としている[12]。とりあえず入院させて一晩観察するかどうかは医療機関の事情にもよるが、筆者の施設では急性期症状が改善すれば帰宅させる場合が多い。ただし、その場合には遅発反応についての注意を与えておくことが必要である。

食物アレルギーによるアナフィラキシーが発生した場合、新たな原因で発生した場合は別として、これまでの対応のどこに問題があったかを総合的に見直し、再発を予防することがぜひとも必要である。筆者を受診中の患児の親が中心となって立ち上げたNPO法人が作成している**食物アレルギーサインプレート**（**図4-7**）も状況を考慮して使用すると良い。

11) Lieberman P. Biphasic anaphylactic reactions. *Ann Allergy Asthma Immunol* 2005;95:217-26.

12) Kemp SF. The post-anaphylaxis dilemma:how long is long enough to observe a patient after resolution of symptoms? *Curr Allergy Asthma Rep* 2008;8:45-8.

5 経口免疫療法

数年前まで、食物アレルギーそのものの治療という概念は一般には存在しなかった。しかし、今、積極的な治療として**経口免疫療法（特異的経口耐性誘導）**がある。この治療を食物アレルギーの診療の体系の中でどう位置づけるかが現在の課題となっている（☞p.137用語解説参照）。

(1) 免疫療法の歴史

アレルゲンを徐々に増量しながら注射してアレルギー疾患を治療する方法は1911年のNoonの枯草熱の治療が最初のものとされている[13]。この方法は、呼吸器系のアレルギー疾患（鼻炎、喘息）や蜂毒アレルギーに関しては、現在では確立した治療として受け入れられているが、わが国では実施している医師が、アレルギー専門医であっても、非常に少なく、欧米の状況とははなはだしく乖離している。2011年は、Noonの最初の報告から100年目の記念すべき年で、臨床アレルギー関連雑誌ではわが国でも人気第一の*The Journal of Allergy and Clinical Immunology*の2011年第1号の表紙には、Noonとその後継者Freemanの肖像が描かれた年表が使われ、冒頭99ページにわたる特集を組み、さらにそれに加えて、米国のアレルギー関連主要学

13) Noon, L. Prophylactic inoculation against hay fever. *Lancet* 1911;177:1572-3.

会のまとめが Allergen immunotherapy：A practice parameter third update として別冊仕立てになっていた[14]。同じような記念行事がわが国でもあったかどうか、筆者は寡聞にして知らない。

　数十年前、喘息治療においても皮下注射による免疫療法（当時の言い方では減感作療法）は極めて盛んに行われていたのだが、その後、気道の慢性炎症が知られ、炎症を抑える薬物の長期使用により喘息症状のコントロールは飛躍的に改善し、鼻炎でも同様に新規薬剤が開発され、免疫療法はどんどん廃れていった。注射が痛い、長期間の治療が必要で定期的な通院が大変、アナフィラキシー誘発の危険性がある、それでいて医療側にはほとんど経済的利益がない、などが理由であろう。筆者はどういう理由によってか、この皮下免疫療法（subcutaneous immunotherapy：SCIT）をずっと継続してやっており、治療開始時は急速法で行っている。

　わが国では医師の関心が薄いので、当然、需要のないことに製薬メーカーが力を入れるはずもなく、この治療に使う薬剤も長い間ほとんど進展がなかった。抗原特異的に作用するこの治療では幅広いアレルゲンに対応した多様な治療エキスの品揃えが必要なのだが、わが国では限定した種類しか生産されてなく、ダニの代わりに世界的には随分前から使ってはいけないと言われているハウスダストをずっと使ってきた。ほとんどのものは標準化もされてなく、やっとスギ花粉のみが2009年に標準化された。筆者らは、重症イネ科花粉症に対応するために、2006年から輸入アレルゲンの使用を開始し[15]、その後、シラカバ、イヌ、ネコなどの治療エキスも利用してきた。

　免疫療法は、実施する側にとっても負担は大きく、危険性もあり、収益面での魅力は全くない。しかし、どんなに薬物療法が進歩しても、治癒を期待できる薬剤は存在しない。小児のアレルギー性鼻炎の予後は極めて悪いが、漫然と何年にもわたって処方を続けるだけの治療が世の中には蔓延している。医師は、自分で実施しないとしても、世の中には根治療法と言われる治療法があることについて患者に情報を提供する義務は負っているだろう。わが国でも昨年、スギ花粉の舌下免疫療法（sublingual immunotherapy：SLIT）が認可され、本年はダニのSCITが認可されてSLITも始まることが期待され、多少、免疫療法全体が見直される気運が出てきたことは喜ばしいことである。

（2）食物アレルギーの免疫療法

　実は、食物アレルギーに対してアレルゲン食品を経口摂取する経口免疫療法（oral immunotherapy：OIT）の最初の報告は、SCITよりも数年早く、1908年に報告がある[16]。この論文のタイトルではegg allergyではなくegg

14）Allergen immunotherapy：A practice parameter third update. *J Allergy Clin Immunol* 2011；127：S1-S58.

15）川田康介，高増哲也，犬尾千聡，他．小児イネ科花粉症に対して急速免疫療法を施行した1例．アレルギー　2007；56：1403-7．

16）Schofield AT. A case of egg poisoning. *Lancet* 1908：171：716.

poisoningであるが、von Pirquetが「アレルギー」という新語を提唱したのが1906年である[17]ことを考えれば、また当時の情報の伝達速度に考えを及ぼすなら、この時期のこの表現は理解できる。そして、ここに記載されている13歳男児の症例が紛れもない卵アレルギーであることは論文を読んでみれば容易に納得できる。ロンドンの医師、Schofieldは10,000分の1個相当の生鶏卵をピルに混ぜ、患者本人には知らせないで毎日摂取させ、徐々に増量して、8か月後に鶏卵を含む菓子の摂取に成功し、やがて鶏卵1個を問題なく食べられるようになった経緯を散文的に、しかし具体的に記述している。しかしながら、前述の皮下免疫療法のように、この1例の症例報告を出発点として経口免疫療法が脈々と引き継がれて発展していくことには、全くならなかった。

その後、食物アレルギーに対する経口耐性誘導療法はイタリア、ドイツ、フランス、スペインなどから散発的な報告がされていたが、王道である除去の方針から外れた異端の治療とみなされていたようで、この分野の権威者―特に米国の―の理解を得られず、大きな注目を集めることはなかった。イタリアのPatriarcaなどは、古くから[18]繰り返しこの分野の情報を発信してきた[19]が、高い評価を得ているようにはみえない。今世紀になってから、Enriqueらが二重盲検偽薬対照法でヘーゼルナッツに対する舌下免疫療法の有効性を報告し[20]、Longoらは重症牛乳アレルギーの1年間の観察で、除去を続ける対照群では変化はなかったが、経口耐性誘導群では高率に牛乳摂取が可能となることを報告し[21]、Skripakらは少量の牛乳蛋白の摂取を続けることで牛乳に対する耐性獲得が得られることを二重盲検偽薬対照法により明確に証明し、効果のなかった偽薬対照群にもその後オープン法で同様の治療を行って、同等の効果が得られたことを報告し[22]、このあたりから、徐々にこの治療法に対する関心が高まり始めたようである。

なお、食物アレルギーに対しても皮下免疫療法は過去に試みられているが、ある程度の効果は認めたものの副反応が強いために頓挫した状態である[23]。筆者は使用するアレルゲンエキスの改良などによって見直す余地がないわけではないと感じてはいる。

(3) 筆者らの取り組み

小児病院のアレルギー科というのは、創立当時は喘息に対応するための診療科であり、毎日のように入院してきて、稀ならずICU管理、人工呼吸管理になる症例の管理に忙殺されていたが、薬物療法の進歩で喘息管理が飛躍的に改善し、急激に喘息発作の入院数は減少し、紹介されてくる患者数も減ってきた。少し前からアトピー性皮膚炎の紹介が増えていたが、それを追

---

[17] von Pirquet CPF. Klinische Studien über Vakzination und vakzinale Allergie. *Münchener medizinische Wochenschrift* 1906;53:1457-8.

[18] Patriarca G, Schiavino D, Nucera E, *et al*. Food allergy in children: results of a standardized protocol for oral desensitization. *Hepatogastroenterology* 1998;45:52-8.

[19] Patriarca G, Nucera E, Pollastrini E, *et al*. Oral specific desensitization in food-allergic children. *Dig Dis Sci* 2007;52:1662-72.

[20] Enrique E, Pineda F, Makek T, *et al*. Sublingual immunotherapy for hazelnut food allergy:A randomized, double blind placebo-controlled study with a standardized hazelnut extract. *J Allergy Clin Immunol* 2005;116:1073-9.

[21] Longo G, Barbi E, Berti I, *et al*. Specific oral tolerance induction in children with very severe cow's milk-induced reactions. *J Allergy Clin Immunol* 2008;121:343-7.

[22] Skripak, JM, Nash SD, *et al*. A randomized, double-blind, placebo-controlled study of milk oral immunotherapy for cow's milk allergy. *J Allergy Clin Immunol* 2008;122:1154-60.

[23] Nelson HS, Lahr J, Rule R, *et al*. Treatment of anaphylactic sensitivity to peanuts by immunotherapy with injections of aqueous peanut extract. *J Allergy Clin Immunol* 1997;99:744-51.

うように、いつの間にか食物アレルギー患者を多数、扱う状況になってきた。そんな中で筆者は、除去だけでなく、食物アレルギーそのものを治す治療ができないかを考え、2007年、食物アレルギーに対する経口免疫療法（当初は**特異的経口耐性誘導** specific oral tolerance induction：**SOTI**）をわが国では最初に本格的に開始した。

① 急速経口免疫療法（急速OIT）の開始まで

筆者はSCIT（皮下免疫療法）を開始するときには、原則として急速法で実施している。具体的には、入院して1日に3～4回の注射をする。単純な比較では、急速法は週に1～2回通院して実施する標準法と比べて安全性が高いとは言えない。しかし、SCITの基本として、効果を上げるにはある程度大量の抗原を注射する必要があり、維持量に到達するまでの期間は標準法では半年～1年を要し、急速法では2週間程度で可能である。そして、標準法では前回の注射で局所の腫脹が目立ったりすると、それ以上増量することに躊躇してしまうが、急速法は入院監督下での実施であるから、副反応が生じた場合に早期に適切な対応が可能であるので、標準法よりも積極的に増量が可能であり、そのことも影響して、全体的にみると副反応の割合が増える傾向がある。しかし、絶対的な危険度が高いことを意味するわけではなく、早期に確実に効果が得られると考えて採用している。SCITにおいても、アレルギー患者にアレルゲンを投与するということが基本であり、急速SCITをルーチンに実施してきたことから、食物アレルギー患者にアレルゲンを経口摂取させることに抵抗感が少なかったという背景はあるだろう。

ほかに理論的な基盤としては、本書の大きなテーマである経口免疫寛容という免疫学において確立した概念があり、その考えを2004年に作った『よくわかる食物アレルギー』のパンフレットにも盛り込んだことは第1章で述べた。**抗原の経口摂取は基本的に免疫抑制に働く**というこの現象は、まだ感作されてないナイーブな状態で最も確実に観察されるが、すでに感作された個体においても、経口摂取の方法によっては効果が認められることが動物実験で確認されている。さらに同じ頃から、経口曝露ではなく経皮曝露が食物アレルギーの発症に重要であるとの考えが示され始めたことなどから、経口免疫療法の概念を固め始めた（図4-8）。これらのことを踏まえて、2007年春頃よりプロトコール作成に取り掛かり（図4-9にアレルギーに対するプロトコールを示す）、同年7月の院内倫理委員会の認可を得て、9月に最初の患者の治療実施にこぎつけた。実施の要点を模式図にして示す（図4-10）。最初に作成したプロトコールが幸いにもほぼ妥当なものだったようで、基本的にはそのときから現在まで、原則的には同一のプロトコールで実施してい

る。しかし、このプロトコールでは生卵粉末で開始して途中で加熱卵に変更しているが、そうでなければならないというわけではない。急速法の中にもいろいろな方法があり、毎回の増量率、1日の回数、摂取間隔、日数、などさまざまである。一度アレルギー反応を起こすと次の反応が続いて起こりにくいという考えがあり、そのためか、一時期、アナフィラキシーを起こしながらでも増量していく急速法が学会で報告されたこともあるが、さすがにそのような方法は行われなくなった。筆者らの方法では午前か午後にある程度

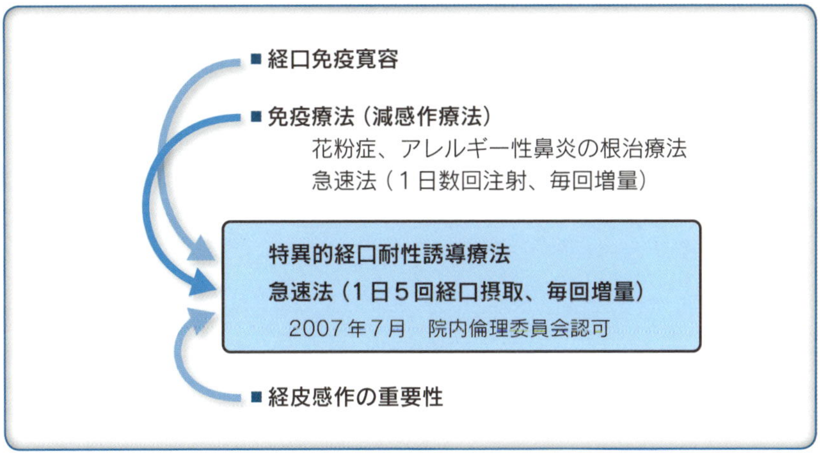

- 経口免疫寛容
- 免疫療法（減感作療法）
  花粉症、アレルギー性鼻炎の根治療法
  急速法（1日数回注射、毎回増量）

特異的経口耐性誘導療法
急速法（1日5回経口摂取、毎回増量）
2007年7月　院内倫理委員会認可

- 経皮感作の重要性

図4-8　急速経口免疫療法開始への道

- 入院して実施。
- 生卵白乾燥粉末の症状誘発閾値を判定。
  （二重盲検食物経口負荷試験＋閾値決めオープン負荷試験）
- 原則として閾値の1/10から毎日30分ごとに5回、毎回20％増量しながら生卵白乾燥粉末を摂取し、生卵白換算で8gに到達した時点で加熱鶏卵に変更し、毎回50％増量とする。
- 週末、祝日は外泊とし、その間は増量をしないでその前日に安全に摂取できると判断された量を1日1回摂取する。
- 症状が誘発された場合は、その日の治療は中止し、必要に応じて治療を行い、翌日は症状の程度に応じて、同量からあるいは減量して再開する。
- 鶏卵1個（60g）に到達、あるいは増量が不可能と判断した時点で、摂取は1日1回とし、最終量を3回反復（＋運動、入浴、食事）して摂取し、退院とする。
- 以後は自宅にて維持療法として2回/週以上、維持量の鶏卵の摂取を継続する。

図4-9　鶏卵アレルギーに対する急速経口免疫療法の実施方法

食物アレルギーのパラダイムシフト

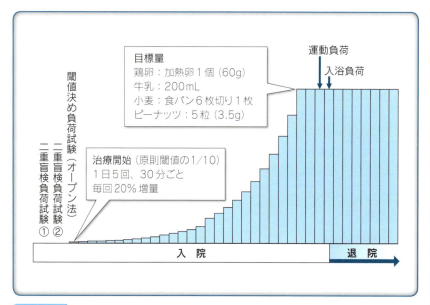

図4-10 急速経口免疫療法（模式図）

集中して行い、残り半日は養護学校へ登校するなどして過ごす生活になる。治療の際には、今まで食べられなかったもので治療が成功したら食べたいものをあらかじめ聞いておき、それをイメージしながら頑張ってもらい、目標量に到達したら（あるいは摂取可能な時期になったら）それを食べてもらっている。例えば、卵アレルギーのときのドーナッツ、牛乳アレルギーのときのアイスクリームなどである。

退院後、摂取を継続しないと効果が失われる場合があり、しばらくの間、毎日摂取するように勧めている。「しばらくの間」をより的確に表現することは今のところできない。数か月か数年か、症例によって異なってくる可能性があり、個々の症例ごとにtrial and errorで摂取しない日を設定して経過をみるしかない。学校給食で解除するかどうかも、数か月以上の経過をみて、日常の摂取で問題がなく、摂取後の運動の影響なども確認してから慎重に判断する。

② 急速経口免疫療法（急速OIT）の急速期の成績

急速経口免疫療法の第1例は9歳女児で、その頃にも少量の卵含有物の誤食でアナフィラキシー反応を起こしていた。生卵白乾燥粉末を使って判定した症状誘発閾値は生卵白相当0.36gで、この第1例だけはプロトコール通りの閾値の1/10ではなく1/100から治療を開始し、徐々に増量し、8g到達後は加熱卵に変更し、特別な副反応もなく18日目に1個分の摂取が可能となった（**図4-11**）。

第4章 食物アレルギーの治療

2008年春の第20回日本アレルギー学会春季臨床大会で6例の卵アレルギー患者の治療成果をまとめて報告した[24]。わが国で最初の食物アレルギーに対する急速経口免疫療法の報告であったと認識している。二重盲検経口負荷試験で症状を確認して14日程度で摂取が可能になるという成績で

24) 伊藤直香, 板垣康治, 犬尾千聡, 他. 鶏卵に対する急速特異的経口耐性誘導療法の成功例. アレルギー 2008;57:374.(抄録)

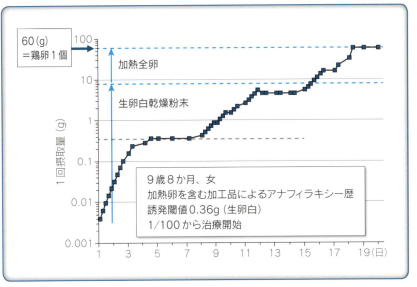

図4-11 鶏卵アレルギーに対する急速経口免疫療法の 第1例 (2007年9月)

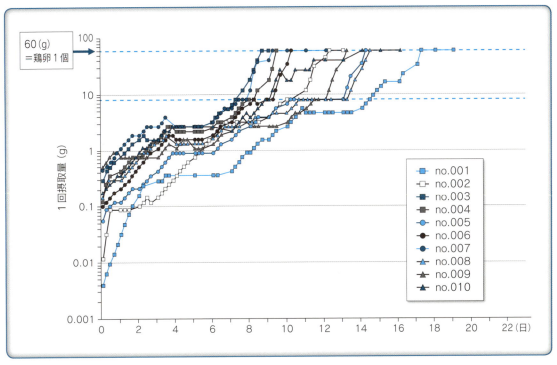

図4-12 鶏卵アレルギーに対する急速経口免疫療法（急速期の摂取量の変化）

103

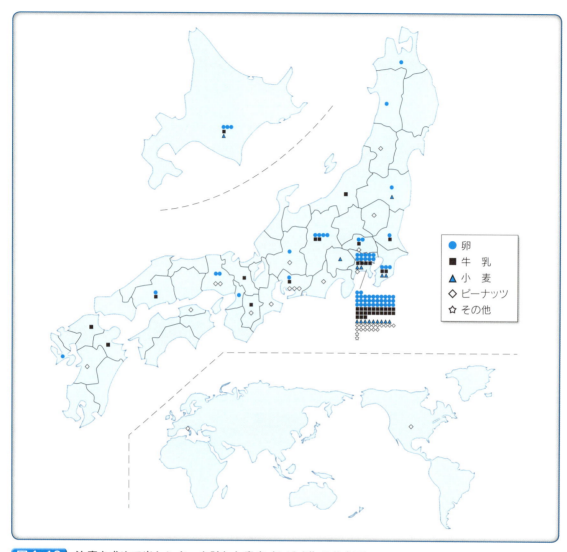

図4-13 治療を求めて当センターを訪れた患者（149例）の分布図（2007年9月〜2014年3月）

あったが、会場では、本当に症状のある患者だったのか、生卵を加熱卵に変えただけの効果ではないか、といった質問が出た。その後、これら6例の1年後までの経過をまとめて論文化し[25]、12例のまとめを加えた総論を上梓している[26]。卵アレルギーの最初の10例の急速期の経過を**図4-12**に示す。その後、牛乳、小麦、ピーナッツと対象食品を広げ、当時は小麦アレルギーに関する治療成績が世界的にもほとんどなかったので、小麦アレルギーの成功例2例をまとめて報告した[27]。この治療を実施している医療機関がほかにはほとんどなく、マスコミで取り上げられた影響もあって、全国各地から、また一部海外からも治療を求める患者が集まってきた（**図4-13**）。

この治療の成績を2013年末までに実施した137例についてまとめてみる

[25] Itoh N, Itagaki Y, Kurihara K. Rush specific oral tolerance induction in school-age children with severe egg allergy: one year follow up. *Allergol Int* 2010;59:43-51.

[26] Kurihara K. Immunotherapy for food allergy. *Allergol Int* 2010;59:9-14.

[27] 藤野 歩, 栗原和幸. アナフィラキシー型小麦アレルギーに対する急速特異的経口耐性誘導の2例. アレルギー 2010;59:1580-4.

第4章 食物アレルギーの治療

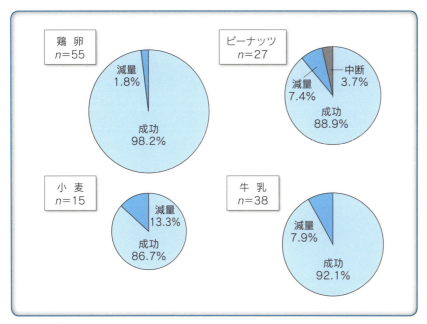

図4-14 2007〜2013年までの実施例137例における急速期の目標到達率
全体で目標量到達率は93.3%、減量して継続摂取も含めると99.3%。

と、4つの食品全体で目標量までの到達率が93.3％、減量したが退院して摂取を継続している例も含めると99.3％で、治療中断例は急性期に消化器症状を繰り返すために中止の希望のあったピーナッツアレルギーの1例のみであった（図4-14）。この治療の対象はほとんどが明らかなアナフィラキシー症状の経験のある重症例であるが、この急速期の2週間程度の間に、食べてもアレルギー反応が出ない状態になる。このときにどのような免疫的な反応が起こっているのか、まだほとんど解明できていない。

卵、牛乳、小麦に関しては急速期の前後で特異的IgEに有意な変動はないが、ピーナッツ症例においてはほとんどの症例でピーナッツ特異的IgEが上昇し、全体では33.1kU$_A$/Lから510.5kU$_A$/Lに有意に上昇していた（図4-15）[28]。2桁上昇の例もあり、当初はとんでもないことをしてしまったのか、と驚いたのだが、食べても症状は出なくなっており、患者側とも相談して摂取を継続することとして観察を続けたところ、維持期には低下し始め、6か月で治療前と有意差のないレベルに戻ることが確認された。ピーナッツのコンポーネント別の特異的IgEでは主要アレルゲンであるAra h 2特異的IgEが高値であり、この値も上昇していることから、特に治療初期に抗原刺激を受けて上昇するが、摂取量を増すにつれて、それを上回る反応抑制の機序が誘導されてくると考えられる。治療前は完全除去の状態なので当然、治療前の特異的IgG、IgG4は極めて低値であるが、治療後はIgEの上昇を上回るレ

[28] Nozawa A, Okamoto Y, Movérare R, et al. Monitoring Ara h 1, 2 and 3-sIgE and sIgG4 antibodies in peanut allergic children receiving oral rush immunotherapy. Pediatr Allergy Immunol 2014; 25:323-8.

食物アレルギーのパラダイムシフト

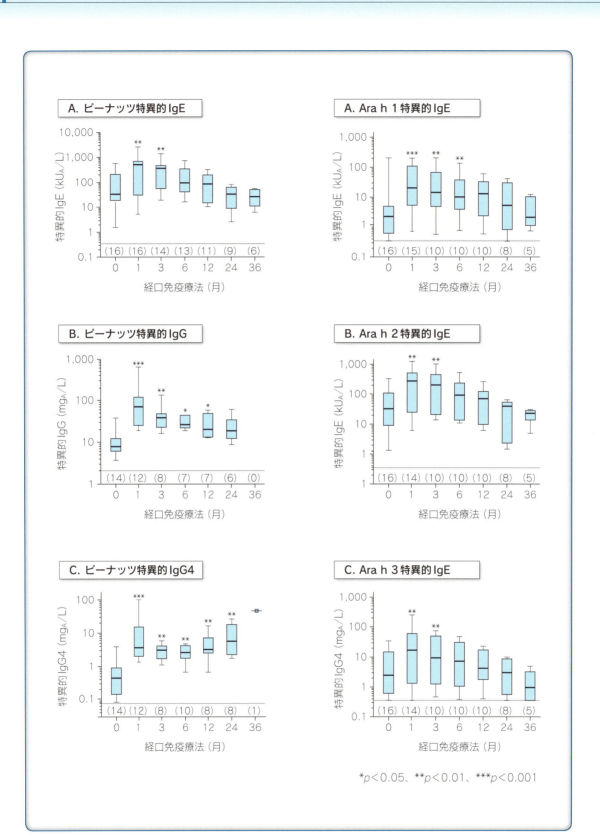

図4-15 ピーナッツ急速経口免疫療法におけるIgE、IgG、IgG4の変動

表4-2　予防薬使用の有無による急速期の副反応出現率の違い

	目標量到達までの摂取総数	副反応（%）	目標到達までの投与回数／人	目標到達日数	運動負荷[3]陽性率（%）
予防薬なし[1]	4,085	28.2	47.7 ± 16.5	14.8 ± 7.1	15.1
予防薬あり[2]	1,249	12.9	40.3 ± 10.1	13.4 ± 3.7	16.1
		$p < 0.001$	$p < 0.01$	NS	NS

1）予防薬なし：86例。
2）予防薬あり（抗ヒスタミン薬＋ロイコトリエン受容体拮抗薬）：31例。
3）運動負荷は目標量到達後、予防薬を中止して2日以上開けて実施

ベルで上昇する。皮下免疫療法（SCIT）の時代から、免疫療法に伴って出現、上昇するアレルゲン特異的IgGあるいはIgG4はアレルゲンとIgEの結合を阻止するブロッキング抗体としての意味があると考えられてきたが、いまだにその臨床的意味は明確ではない。経口免疫療法（OIT）によって出現するIgGは好塩基球上の抑制性レセプターFcγRIIbを介してIgEシグナル、そして脱顆粒を阻止するとの報告もある[29]。急性期と維持期とでは異なる機序が作用している可能性もあり、腸管局所の変化もあるかもしれない。機序の詳細な解明は今後の課題である。

急速法で増やしていく過程では全く副作用を起こさないということは難しい。137例の集計では急速期の経口摂取の全回数のうち、皮膚症状が13.0%、消化器症状が12.6%、呼吸器症状が11.3%（重複あり）、全体では26.0%に出現している。通常は重篤なものではなく、経過観察だけで改善するものもあり、多くは抗ヒスタミン薬内服、β_2刺激薬吸入で改善する程度のものであるが、アドレナリン注射の使用は5回あり、使用理由は呼吸困難1回、血圧低下2回、腹痛2回で、このうち2回は目標量到達後の運動負荷のときに出現した症状に使用している。

急速経口免疫療法開始時は予防薬は使用しないで行っていたが、一時期、途中の副反応を減らす目的で抗ヒスタミン薬とロイコトリエン受容体拮抗薬を使用してみた。予防薬なしでは副反応出現率が28.2%であったが、この2剤を使用することで12.9%に有意に減少した（表4-2）[30]。ただし、治療日数を短縮する効果はなく、保険上の問題などもあり、現在は、また、予防薬なしで実施している。

国内では成人例の治療成績の報告はほとんどない。筆者は小児病院に勤務しているために成人の治療を引き受けることはできないが、相談を受けた成人例について近隣の医療機関で治療を行ってもらい、19歳のピーナッツア

29) Burton OT, Logsdon SL, Zhou JS, et al. Oral immunotherapy induces IgG antibodies that act through FcγRIIb to suppress IgE-mediated hypersensitivity. J Allergy Clin Immunol 2014;134:1310-7.

30) 益田大幸，小野佳代，塩谷裕美，他．食物アレルギーの急速特異的経口耐性誘導における予防薬の有効性の検討．日小児アレルギー会誌 2013;27:385.（抄録）

レルギー[31]、26歳の卵アレルギーはこの治療で成功している。

[31] 鈴木 剛,菅井和子,山崎真弓,他.急速経口免疫療法を施行した19歳重症ピーナッツアレルギーの1例.アレルギー 2012;61:1501.(抄録)

③ 急速経口免疫療法（急速OIT）の長期成績

この治療を始めて時間が経過するにつれて、急速期に経口摂取が可能となっても、退院後に同じ量の摂取で症状が誘発され継続が困難になったり、数か月以上経ってから、突然、アレルギー症状が誘発される例もあることがわかってきた。表4-3は2013年のまとめであるが、体調不良時の摂取、摂取後の運動、などによって急速OITから1年あるいはそれ以上経っても症状

表4-3 急速経口免疫療法後の維持療法中に問題を認めた症例

食品	年齢	性別	アナフィラキシー既往（回）	特異的IgE（UA/mL）	誘発閾値（mg）	急速SOTI日数	経過 問題点	経過 継続
ピーナッツ	9	男	3	27.4	15	17	10か月目、体調不良時 Ana*ショック	継続
ピーナッツ	13	女	5	66.9	100	9	10か月目、摂取直後のサイクリングで Ana	継続
卵	7	女	5	46.2	240	15	救急受診1年目3回、2年目2回、3年目1回	1/2個継続
卵	11	男	3	155.0	144	15	8か月後、徐々に摂取中断。全卵2gより再開	1/4個継続
卵	6	男	2	60.0	104	15	1か月後、咽頭違和感、蕁麻疹	1/3個継続
卵	9	男	5	5.4	640	9	15か月後 Ana（歯が抜けた直後の摂取）	継続
卵	11	男	2	68.9	80	15	直後より症状を繰り返し減量、加工品好まない	中止
卵	9	男	8	289.0	10	22	翌日より（好酸球性食道・胃腸炎）	中止→再開40g
牛乳	6	男	5	871.0	0.35mL	29	100mLまで耐性。退院後、蕁麻疹、咳込みを数回繰り返し、1か月後に全身蕁麻疹、喘息	中止（6週後の負荷試験、1.5mLで陽性）
牛乳	11	男	1	575.0	4.0mL	15	200mLまで耐性。蕁麻疹、喘鳴頻回	100mLに減量
牛乳	9	女	0	2.1	15mL	9	1週間後より腹痛、食欲低下。中止後も持続	中止
牛乳	7	女	5	150	10mL	14	退院後、Anaでエピペン®使用3回	継続
小麦	6	男	2	19.1	パン2g	8	12か月目、直後の運動で蕁麻疹、咳嗽	2hr運動回避

* Ana：anaphylaxis

が誘発される例がある。卵の9歳男児は歯が抜けた後の摂取でアナフィラキシーが起こっている。歯の脱落跡の傷から消化されていない分子が入ったためかもしれない。別の卵の9歳男児は、卵1個分の摂取が可能となった翌日から、食べた後の嘔吐を繰り返すようになり、末梢血好酸球数の増多も認め、最終的には内視鏡による消化管粘膜バイオプシーで好酸球性食道胃腸炎の診断がついた症例である[32]。これまでの治療経験の中ではこの1例だけである。一度、卵の摂取を中止した後、時間をかけて現在は40gまでの摂取が可能となっている。ほかに3例が摂取を中止しているが、牛乳の9歳女児はアレルギー症状とは関係のない事情によると考えられた。

実は最も重篤な治療後の症状は今年になってから経験した。経過を図4-16に示す（☞次ページ）。急速OITから2年を経過して呼吸不全を起こし、人工呼吸管理にまで至った例であるが、速やかに回復している。喉頭浮腫はなく、もともと喘息があり、今回のエピソードの初期に喘鳴があったことから、喘息発作も考えられるが、全体の経過を説明できるようには思われない。肺の浮腫などか関係したのか、よくわからない。完全除去も視野に入れて相談したが、卵の摂取は継続したいとのことで1/2個に減量して継続中である。

昨年、急速OITを実施して6か月以上経過した全例にアンケートを郵送し、治療食品の摂取状況について調べた[33]。137例に送付して117例から回収したが、治療した量と同等以上の摂取が69％、半量以上〜同量未満15％、半量未満摂取13％、完全除去3％であった（図4-17）。ほとんど全例がもともとはアナフィラキシー型症状の完全除去の症例であるから、一応満足してよい数字だと自分では考えている。OITの情報が集まってくると、なぜか牛乳が治療しにくいということが他施設でも言われているが、今回の調査でも牛乳の全量以上群が58％で食品別では最も低い。しかし、半量以上摂取群が25.8％とあり、ここまで含めれば他の食品と同等の成績である。減量した理由として、重篤な症状が5例、反復する症状が12例あるのだが、味を好まないが20例と最も多かった。何とか食べられるようになりたい、でも食べてみたらおいしくなかった、食べたくない、というなんとももったいない経過であるが、味だけ治療前に体験させる方法を検討する必要があるかもしれない。

維持期にアドレナリン注射を必要としたのは4症例であった。維持期に順調に経過するかどうか、種々の因子との関連を検討したが、特異的IgE値、症状誘発閾値、急速期に要した日数など、ごく一部、食品によっては関連が認められる傾向はあるが、前もって予測することは困難である。遠方の患者で、退院後、急な症状が出現して近くの医療機関を受診すると、「こんな治

32) 岡本義久, 栗原和幸. 鶏卵アレルギーに対する急速経口免疫療法によって発症したと考えられた好酸球性食道-胃腸炎の1例. アレルギー 2015;64:57-62.

33) 小野佳代, 田中 裕, 益田大幸, 他. 同一プロトコールの急速特異的経口耐性誘導療法実施後, 5か月〜7年経過した138例に対するアンケート調査. 日小児アレルギー会誌 2014;28:690.（抄録）

初診 10 歳 2 か月	卵アレルギーに対する急速経口免疫療法を希望 除去品目：卵、乳、ピーナッツ、ナッツ類、ソバ 　　　　（後3品はその後外来にて解除） 気管支喘息合併、モンテルカスト連用
10 歳 10 か月	卵アレルギー急速経口免疫療法 フルチカゾンDPI 100μg×2 開始 閾値：生卵白20mg、17日で加熱卵60gに到達 運動負荷、入浴負荷：陰性 その後6か月間に数回、救急受診（他院）、1回入院 それ以降は目立った誘発症状なし 2年目　症状安定し、卵摂取がやや不定期になっていた。
11 歳 11 か月	牛乳経口負荷試験、70mL摂取開始、卵と交互に摂取 牛乳摂取後に数回咳き込み、顔面腫脹があったが、その後は安定。
12 歳 8 か月	「とても安定しており、定期摂取は週に1～2回、加工品も気にせず食べている」
12 歳 9 か月	中学入学、電車通学、野球部に体験入部
12 歳 10 か月	GW最初の休日、昼間映画、夕方から家族と買い物、22時帰宅、23時卵摂取 翌日2時頃、腹痛、入浴して温めた、急激に呼吸困難、家人を呼ぶも気づかず、浴室から出てきて、苦しいと叫び、家人が裸で倒れているのを見つけた。喘鳴（＋）、嗄声（－）、皮疹（－） 「抗ヒスタミン薬内服、サルブタモールMDI 2 puff」を2回反復 救急車コール（エピペン®がすぐに見つからず、後に見つけたが注射せず） 救急隊到着時、玄関まで歩いてきて意識消失、SpO_2 70％台、酸素10L/分で80％台 病院到着時、GCS E1 V1 M1だが循環保たれ末梢冷感なし、pH 7.06、PCO_2 97Torr、HCO_3^- 27.1mEq/L、BE －5.7mEq/L アドレナリン筋注2回、気管挿管（喉頭浮腫なし）、人工呼吸管理、肺抵抗強くサルブタモール3回吸入 翌日抜管、その翌日に退院 卵完全除去
12 歳 11 か月	外来受診　完全除去か再摂取か相談 摂取を希望、ゆで卵1／2個で負荷試験試行し、陰性を確認して再開、継続中。症状誘発なし 野球部入部はやめる方針だったが、最終的に入部
13 歳 4 か月	問題なく経過、野球部継続中

図4-16 急速OITから2年経過後呼吸不全を起こし、人工呼吸管理に至った症例

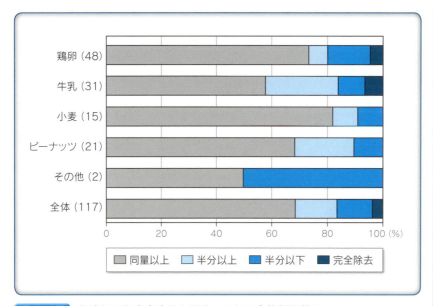

図4-17 急速経口免疫療法6か月後〜7年の食物摂取状況
食品横の括弧内の数字は人数を表す。

療をしているからこんなことになるのですよ」と経口免疫療法を行っていること自体を非難されることが時にある。この治療はまだ確立したものではなく、全く危険性のない実施方法は将来的にも容易ではないと思われる。しかし、除去食を長期間継続することの大変さや万一の誤食の不安、何とか他の子と同じように食べられるようになりたいという希望、そういったことを少しでも患者と共有してもらえれば、簡単に「除去をしていればいい」と言えるはずはなく、経過中に何度か誘発症状を経験しても多くはある程度の摂取が可能となるので、暖かく応援して欲しいものである。

　筆者らがヨーロッパの雑誌に急速法の成果を投稿したときに、「費用面から考えて、3〜4週間に及ぶ入院治療というのは現実的なものなのか」と査読者から質問されたことがある。わが国ほど、国民全員に水準以上のレベルの医療が等しく、多大な費用の負担なく受けられる医療制度が整っている国は世界でも少ないであろう。ある食品の日常摂取量まで入院して急速法で完結させる治療の成果が欧米から報告されないのは、そのような事情にもよると考えられる。筆者らの急速OITは、わが国の医療その他の社会制度、経済的レベルなどの背景があって初めて可能な治療であることを改めて感じた。

④ 緩徐経口免疫療法（緩徐OIT）

　時に、筆者の施設では急速法でしかOITをやっていないように誤解されていることがある。学会報告や論文は急速法についてしか行っていないので

そう思われても仕方ない面もあるのだが、実際ははるかに多数の患者を緩徐OITで治療している。ただし、特に筆者自身は、最近はデータにまとめられない方法で実施していることもあって、その成果を明確な形で示すことができない。筆者は2010年に『食べて治す食物アレルギー　特異的経口耐性誘導（SOTI）』（診断と治療社）を著したが、今読み返してみると、緩徐OITについて次のように記している。「実は本当に重要なのはslow SOTIである……rush SOTIは特殊な治療法であり、患者側にも治療側にも多大な労力と緊張を強いるものである。多くの医師が「ちょっと食べてみる」という基本的な方針で、食物アレルギー、あるいはアトピー性皮膚炎の患者に対処すれば、rush SOTIの必要性は大幅に減少する可能性がある」。今もその考えは変わらない。

　緩徐OITの実施方法にもさまざまな様式が考えられ、施設ごとに、さらには医師によっても異なる多くの方法が報告されている。図4-18に3種類のパターンを示す。

　①は、まず少量の経口負荷試験を実施して、症状が出なければ、それ以下の摂取を許可し、一定期間ごとにこれを繰り返していく方法で、これは、現行のガイドライン2012の範囲を超えるものではない。最も安全と言えるが、

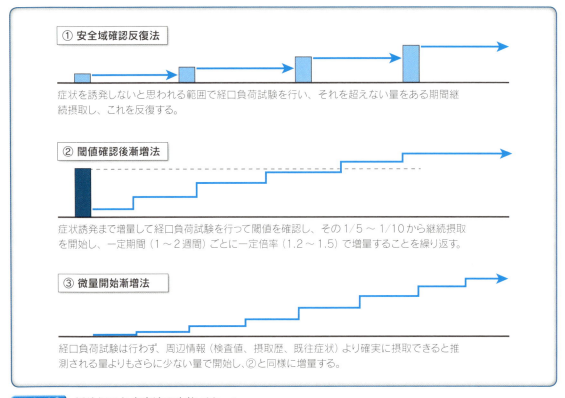

図4-18　緩徐経口免疫療法の実施パターン

繰り返し負荷試験を行う手間がかかり、また、初回に、例えば2gで症状が出ないことを確認して2g未満から摂取を開始する場合に、実は初めから10gの摂取が可能かもしれないので遠回りをしている可能性がある。また、どの方法でも同じであるが、一度摂取できることが確認できた量については、繰り返し摂取する間に絶対に問題が起こらないというわけではない。

②は、負荷試験で症状が誘発されるまで増量してその時点での摂取可能量の限界（症状誘発閾値）を確かめて、閾値の数分の1～1/10程度の量から開始して、ある期間（例えば1週間）一定量を繰り返し摂取し、その後、ある一定の倍率（例えば30％）で増やすことを繰り返していく。30％増量しても大丈夫かどうかを事前に確かめているわけではないが、多くの場合はこの程度の割合で増量していくことが可能で、急速法の場合も、最初の症状誘発閾値を超えるときに負荷試験を再検して確認しているわけではないので、ちょうど、急速法を引き伸ばして行っているといった内容である。図4-19はこの方法による卵アレルギーの治療経過を示している。

③は負荷試験を実施しないで、この量ならまず問題は起きないだろうという量から摂取を開始し、②と同様に定期的に、階段状に増量していく。OITを認めない立場のガイドライン2012の方針からすれば、②もそして当然③

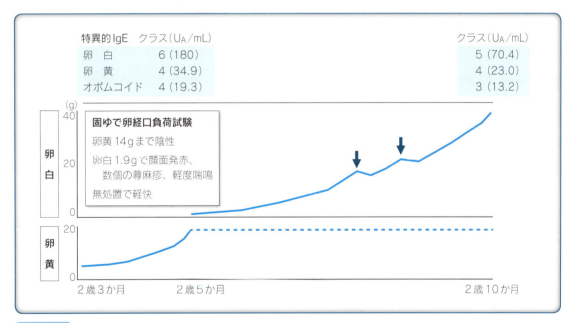

図4-19 卵アレルギーに対する緩徐経口免疫療法（閾値確認後漸増法）の経過

経口免疫療法は卵黄5gから開始し、原則毎日1回摂取で、1週間繰り返した後に1.3倍に増量、というスケジュールを反復した。卵黄は誘発症状を経験することなく1個まで到達し、その後は任意の摂取とした。続いて卵白は5mm角（約0.12g）から開始し、同様のスケジュールで増量し、途中で2回、軽度の症状の誘発があり（⬇）、抗ヒスタミン薬を内服した。1段階減量して再開し、全体で7か月の経過で固ゆで卵1個に到達した。

も推奨範囲を超えるものであるが，筆者は，現在は③の方式で実施している例がいちばん多い．ただし，治療前に食物アレルギーの症状を経口負荷試験で確認していないので，もともと食べられたのではないかと指摘されれば反論できず，学術的に成果をまとめるのが困難である．症状誘発まで増量する負荷試験では，それ自体で重篤な反応を誘発することが稀ではなく，負荷試験なしで，摂取可能と思われる量から開始して徐々に増量していけば，この方がより安全ではないかと思われる場合が少なくない．負荷試験を実施しないで正確に安全に摂取できる量を事前に正しく知ることは現時点では不可能であるが，検査結果や既往歴における症状，誤食を含めて摂取の経験，などから摂取可能な量がある程度推測できて，危険性やその対応法も含めて保護者の同意が得られる場合は③の方法で実施している．

また，当然のことながら，患者の重症度と人数はピラミッド型に分布し，軽症例ほど多いわけで，食物アレルギーの患者が全員，厳格な方式の中で管理されなければならないとは思わない．一般家庭においても，初めて食べたものでちょっと皮膚の赤みが出た，痒がる様子があった，という場合に，少し減らして食べさせて，しばらくしたら増やしてみる，ということは普通に行われることである．

急速法と緩徐法にはそれぞれの長所，短所があり，両者の組み合わせも当然考えられる（**図4-20**）．緩徐法では1年程度継続してもあるレベルを超えて増量できない場合に，急速法に変更して容易に増量できる場合がある[34]．逆に急速法では，ほとんどの患者で相当量まで摂取できてしまう，ということが欠点になりうる．退院後に維持療法を続ける途中で，当初の効果が失われたり，突発的に急性の症状が出現したりする場合があるからである．

34）染宮 歩，岡本義久，藤塚麻子，他．緩徐特異的経口耐性誘導（slow SOTI）からrush SOTIに変更して成功した症例．アレルギー 2011；60：1449．(抄録)

⑤ 特徴的な症例

(i) 同時期に治療したほぼ同じ背景を持つ卵アレルギーの2症例（図4-21）

特異的IgE値，経口負荷試験誘発閾値，性，年齢などほぼ同じ背景を持つ2人が，同じ日に卵アレルギーの急速OITを開始することとなった．M.Y.は遠方からはるばる当方まで治療を受けに来たのだが，全く副反応を示さずに目標量まで到達した．また，その後の維持期も問題なく過ごしている．結果的に言えば，地元の医療機関で，さらに極言すれば自宅で，実施したとしても容易に治療できたことになる．もう一人のK.K.は，初期にはM.Y.と同じように順調に増量できていたが，途中で数回症状誘発があり，初めて目標量を摂取したときも症状が出たために，一度減量して，最終的にはM.Y.より4日遅れて目標量に到達した．治療前に，治療の経過を現在手に入る臨床データから予測することは困難である．

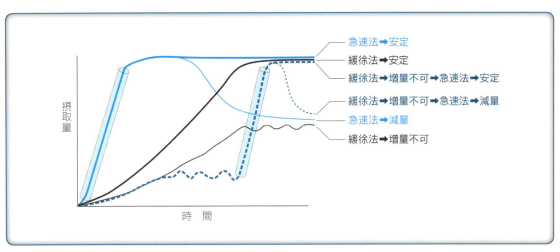

図4-20 経口免疫療法の実施方法と経過（模式図）（円柱は急速法を示す）

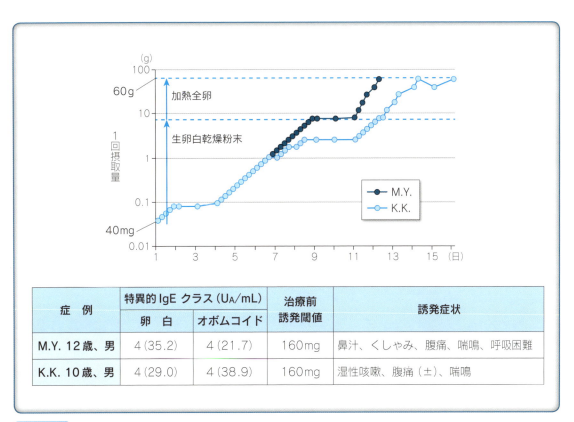

症 例	特異的IgE クラス（U$_A$/mL）		治療前誘発閾値	誘発症状
	卵 白	オボムコイド		
M.Y. 12歳、男	4（35.2）	4（21.7）	160mg	鼻汁、くしゃみ、腹痛、喘鳴、呼吸困難
K.K. 10歳、男	4（29.0）	4（38.9）	160mg	湿性咳嗽、腹痛（±）、喘鳴

図4-21 卵アレルギー2症例の急速経口免疫療法の経過

(ii) **微量で重篤なアナフィラキシーを起こした牛乳アレルギー症例（図4-22、23）**

微量の牛乳で重篤なアナフィラキシーショックを起こした既往のある11歳女子が治療を希望して来院した。重症であれば当然治療に伴う危険性が大きくなり、筆者も最初は治療することを断った。しかし、保護者も本人も、それだけ重症なのでこのままの状態でいることに不安が強いと訴え、急速法の治療のこれまでの成績と限界、危険性について説明をしたが、それでも治療に強い希望を示されたので、目標量にこだわらず、少量でも飲める状態が実現できれば良い、という方針で治療することとなった[35]。

35) 田中 裕, 小野佳代, 益田大幸, 他. 微量でアナフィラキシーショックの重症牛乳アレルギー児に対する急速経口免疫療法の経験. アレルギー 2015;64:587.（抄録）

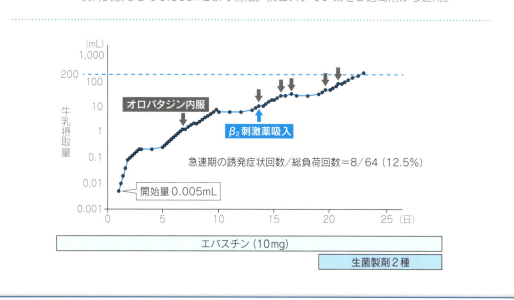

図4-22 重症牛乳アレルギーの治療経過（急速期）

抗ヒスタミン薬のインバースアゴニストとしての効果を期待して、治療開始の2週間前から抗ヒスタミン薬を連用して臨んだ急速期は、それほど困難ではなく23日目に200mLに到達した（**図4-22**）。しかし、維持期には、ある程度予想したことだが、症状が頻回に出現し、牛乳の分割摂取、抗ヒスタミン薬再開、などを行った。重篤な副反応はなく、家庭で対応できているので救急受診は一度もない。現在は再び200mLを一度に飲んでおり、副反応は減少傾向にある（**図4-23**）。牛乳特異的IgE値は減少し続けているが、BAT（好塩基球活性化試験）は急速期直後に著明に低下した後、徐々に上昇している。さらに慎重に経過を追っている。

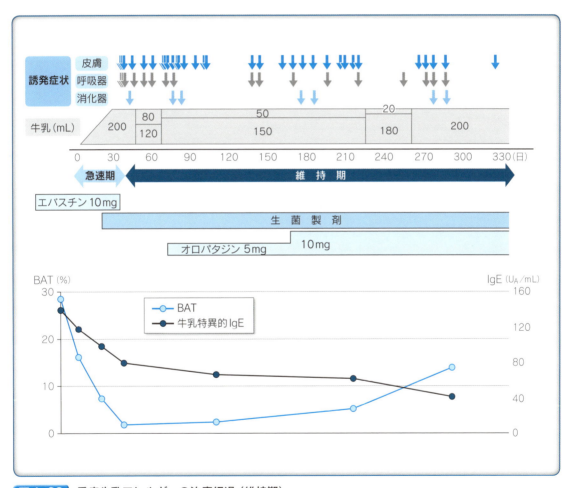

図4-23 重症牛乳アレルギーの治療経過（維持期）

(iii) **緩徐法では増量が不可能で急速法に変更した小麦アレルギー症例（図4-24）**

他院で、小麦アレルギーのために、緩徐法で治療を行っていたが、頻回に症状が出現して増量できず、重篤なアナフィラキシーも起こったために緩徐法の治療の継続は無理と判断し、急速法治療を希望して来院。二重盲検経口負荷試験で、パン2gに反応して重篤なアナフィラキシーを起こした。急速も副反応が多かったが、13日で目標に到達し、その後は、運動負荷、入浴負荷、他の小麦食品の摂取でも安定していた。この症例は維持期に入ったばかりなので、今後、慎重に経過を観察する必要がある。

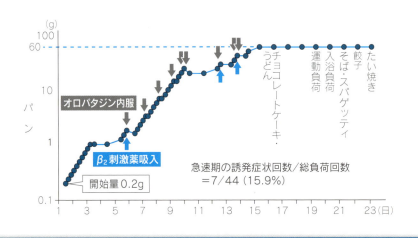

14歳、男　前医にて13歳時、うどん経口負荷試験で3.5cmで陽性。
2cmから緩徐経口免疫療法開始。
アナフィラキシーあり、エピペン®使用、入院。
0.7cmに減量して治療再開、14か月かけて40cmまで増量。
しかし、2回に1回程度症状出現、増量困難。
14歳になって、アナフィラキシー（全身蕁麻疹、呼吸困難、意識低下）、エピペン®使用、入院。
緩徐法の継続は無理と判断。
急速法について説明を受け、本人が治療を希望して当方を受診。

治療前の経口負荷試験ではパン2gでアナフィラキシー（全身蕁麻疹、呼吸困難、血圧低下）を起こした。

急速期に繰り返し症状が出現したが、15日目に目標量に到達し、その後は安定している。

図4-24 重症小麦アレルギーの治療経過（急速期）

⑥ 花粉-食物アレルギー症候群に対するシラカバ皮下免疫療法（SCIT）

カバノキやヨモギ、イネ科雑草などの花粉アレルギーに関連して果物や野菜による口腔アレルギー症候群が起こる花粉-食物アレルギー症候群（pollen-food allergy syndrome：PFAS）という病態が知られるようになり、どういう理由によってか急激に増加している。シラカバ花粉症のある北海道などは当然であるが、筆者が仕事をしている横浜周辺でも、そして小学生くらいの小児でも、かなりの症例を経験するようになってきた。花粉症は一般に自然寛解が極めて少なく、PFASも同様に寛解しにくい。問題となる食物は果物が多く、一部では野菜にも反応する。また、症状は口腔、咽頭の粘膜刺激症状（口腔アレルギー症候群、oral allergy syndrome：OAS）のことが多く、また、加熱すれば食べられる、などの特徴がある。果物は、栄養素として非常に重要で、食べなければいけないというものではないが、嗜好品としては大きな比重を占め、季節ごとに旬の果物を味わえることは大きな楽しみである。

筆者らは、横浜で生まれ育った15歳女子で、OAS症状のためにグレープフルーツ、レモン、キャベツ、レタス以外の生の果物・野菜はすべて除去しているという症例に出会い、何とか食べられるようにできる方法はないかを考え、シラカバ花粉のSCIT（皮下免疫療法）を実施することになった。筆者らは以前から、国産品ではそろえられないアレルゲン治療エキスを輸入してSCITを実施しており、本児は1～2月のハンノキの時期にも花粉症症状を訴えていたため、国産のスギ、ブタクサエキスに輸入のシラカバエキスを加えて、急速SCITを実施した。治療前後でリンゴ経口負荷試験を実施したところ、無症状で摂取できる量は1.5gから50g以上に増えた[36]。さらに、キウイ以外の果物・野菜を症状誘発することなく自由に食べられるようになった。その後、5例の経験で4例に明らかな改善を確認したことを報告し[37]、さらに検討を続けている。

アレルギーの交差反応性を利用したSCITは欧米のガイドラインでも推奨はされていない。シラカバ花粉症の多いヨーロッパからは多くの報告が出ているが、結果は千差万別である。筆者らは急速法で入院下に実施し、可能な限り大量のエキスを注射しているために、効果が確実に得られているのではないかと考えている。PFAS症例に対してリンゴを継続して経口摂取するOITが試みられており、臨床的効果は認めたが免疫学的マーカーに変動はなく、数週間の中断で症状が再発している[38]。

---

36) 岡本義久, 栗原和幸, シラカバ花粉の急速皮下注射免疫療法が有効であった口腔アレルギー症候群の1例. アレルギー 2012;61:652-8.

37) 岡本義久, 小野佳代, 益田大幸, 他. OASを伴う季節性アレルギー性鼻炎に対してシラカバ花粉免疫療法を実施した5例の検討. 日小児アレルギー会誌 2013;27:423. (抄録)

38) Kopac P, Rudin M, Gentinetta T. Continuous apple consumption induces oral tolerance in birch-pollen-associated apple allergy. Allergy 2012;67:280-5.

6　現時点での経口免疫療法の評価

　従来、除去食と急性症状の対応以外に指導することのなかった食物アレルギーの診療において、食物アレルギーそのものを治療する可能性が広がってきた。筆者は2007年に急速法を本格的に開始して、そこに大きな夢を見て、2010年に『食べて治す食物アレルギー　特異的経口耐性誘導（SOTI）』（診断と治療社）を著した。もう随分長くこの治療に関わってきた。

　この治療を始めてみて、何かが食べられないということの持つ意味の大きさに、改めて気が付いた。当初は、この治療が成功するたびに、患者、保護者と抱き合って喜び、記念写真を撮るほど盛り上がったものである。10歳を過ぎて、初めて卵を食べたり、牛乳を飲んでいるわが子の姿に涙する親も多かった。何回か救急車で運ばれた経験のあるピーナッツアレルギー患者と保護者は、「ピーナッツは入ってないだろうか」という不安と恐怖の連続の毎日からやっと開放され、生活ががらりと変わった、と語ってくれた。外国からやってきたピーナッツアレルギー例では、親の目が届く範囲より遠くへ行かせることはなかったという状況から一転して、学校を建てるボランティア活動でアフリカまで行ってきた、というので驚いた。しかし、この治療の大規模な長期的な評価はまだ行われてなく、ある程度の危険を伴うことも確かである。この治療について、今、どういう評価を与えるべきであろうか。

（1）減感作と耐性

　OIT（経口免疫療法）で得られる効果には耐性と減感作（あるいは脱感作）の2種類があるということが最近盛んに言われる。筆者はこの用語の使い方が正しいのかどうか多少疑問に思っているが、耐性は長期的（場合によっては恒久的）に継続する無反応状態、減感作は一時的な反応性の低下で、OITの場合、食物の経口摂取を中止すると再発する、という意味で使われている（図4-25）。

　最終的には、この治療によって誘導されている免疫系の機序が詳細に解明されて、例えば、特異的クローンが消滅すれば再発はない、制御性T細胞が誘導されて反応が低下しただけでは経口摂取を中止して抗原刺激が減ると効果が減弱する、などということが言えるようになる時期が来るのかもしれない。米国の卵アレルギーに対する多施設共同研究では、「耐性」に関して定義を設定して持続的不応答性という表現を使って評価を行い、卵アレルギーでは88.2％、ピーナッツでは89.7％と高率に脱感作状態を誘導できるが、持続的不応答性の獲得は前者で37.9％、後者で50.0％であったことを

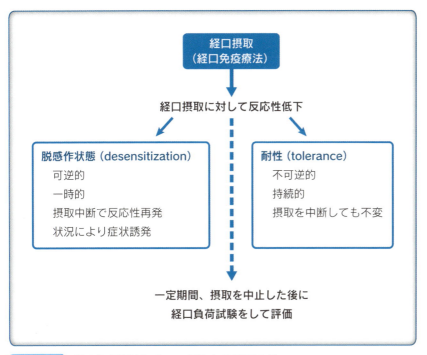

図4-25　経口免疫療法によって得られる効果の差

表4-4　米国の多施設共同研究における脱感作と持続的不応答性の獲得率

治療対象食物	脱感作 Desensitization	持続的不応答性 Sustained unresponsiveness （その定義）	出　　典
卵	75.0% （脱落例を除くと 88.2%）	27.5% （脱落例を除くと37.9%） （22か月治療して2か月中止後 に経口負荷試験）	Burks AW, Jones SM, Wood RA, et al. Oral immunotherapy for treatment of egg allergy in children. N Engl J Med 2012;367:233-43.
ピーナッツ	89.7%	50.0% （最長5年間治療、1か月中止 後に経口負荷試験）	Vickery BP, Scurlock AM, Kulis M, et al. Sustained unresponsiveness to peanut in subjects who have completed peanut oral immunotherapy. J Allergy Clin Immunol 2014;133:468-75.

報告している（表4-4）。

　現時点では何らかの臨床マーカーでこの2つの効果を鑑別することはできないので、治療のある時期に一定期間、治療中の食品の摂取を中止してから経口負荷試験を行って判断するしかない。治療のどの時期で、どれくらい中断して評価するべきか、何の指針もない。また、時に、減感作状態では全く意味のないような言い方をされていることがあるが、これは本質を見誤っている。

食物アレルギーのパラダイムシフト

　第1章で取り上げた文献（第1章図1-25 ☞ p.38）[39]の症例は3歳から9歳まで小麦を問題なく摂取していたが、セリアック病のために小麦を再度除去したところ、小麦特異的IgEが急上昇し、誤食によって死亡したことが報告されている。この症例は減感作状態で小麦を摂取していたことになる。今、これまでアレルギー症状を経験したことがなく普通に小麦を食べている人々の中にも、実は、乳幼児期から継続的に摂取を続けてきたから反応が起こらないけれども、長期間、完全に小麦を除去したら、小麦アレルギーを発症する人がいないとは断言できない。先に引用した米国の多施設共同研究では、脱感作状態でも摂取を継続したこと、さらに、持続性不応答性を獲得したと判断した症例の中にも、後にアレルギー反応を起こした例があることが書かれている。今のところ、再発の絶対的な有無を判断する方法はない。

　筆者らは、日常的に危険のない状態で持続的に摂取を継続できるなら、そのまま続けてもらうことにしており、基本的には、除去期間を置いて「耐性」を評価することは行っていない。そんな中で、ピーナッツアレルギーを治療した15歳男子が、22か月間、15粒の摂取を続けていたが、2か月食べるのを中止している、どうなっているか調べて欲しいと希望して来院した。負荷試験を行ったところ、4.5粒の摂取で腹痛と蕁麻疹が出現し、またしばらくは食べ続けるという方針を確認した。減感作、脱感作状態の場合には食べ続けることが必要である。ただし、同じように食べ続けていても、目に見えない体調の変化や、疲労、感冒、下痢、摂取後の運動、歯が抜けた直後の摂取、などわずかな変化が急に症状を誘発する危険性がある。また、この治療によって食べること（**経口曝露**）に対しては反応性が抑えられているが、特異的IgEはすぐに低下したり消失したりするわけではないので、皮膚や目などの粘膜に付いたり（**経皮・経粘膜曝露**）、吸い込んだり（**経気道曝露**）すると症状が出てしまうことに注意が必要である。

　恒久的な耐性状態を誘導できれば、勿論その方が好ましい。オーストラリアからの新しい報告で、プロバイオティクス（乳酸菌製剤）の利用で高い持続的不応答性を獲得できたとしている[40]。彼らの方法では、プラセボ群では3.6％であったのに対して、プロバイオティクス群では82.1％で持続的不応答性を獲得した（$p < 0.001$）。脱感作の到達率も7.1％と89.7％で同じく統計的有意差を認めた。筆者はこのデータを一瞬誤解して読んだのだが、プラセボ群は乳酸菌についてもピーナッツについてもプラセボを使用したとのことで、プロバイオティクスの使用の有無による差を調べた研究ではない。プラセボ群は無治療でもその程度の数字が出ることを示している。

　食物アレルギーに対するOITをより安全でより効果的に行うための工夫が報告されている。当然頭に浮かぶのは、初期に抗IgE抗体を使用する方法

[39] Dondi A, Ricci G, Matricardi PM, et al. Fatal anaphylaxis to wheat after gluten-free diet in an adolescent with celiac disease. Allergol Int 2015;64:203-5.

[40] Tang ML, Ponsonby AL, Orsini F, et al. Administration of a probiotic with peanut oral immunotherapy:A randomized trial. J Allergy Clin Immunol 2015;135:737-44.

であり、急速法でその効果が報告されている[41]。国内でも牛乳アレルギーの治療で使用した経験が報告されている[42]。抑制性サイトカインの使用も考えられることで、ヒトでの成績の報告がある[43]。

(2) 臨床応用の是非

わが国の食物アレルギー診療ガイドラインは2011年に作成した2012年版が最終であり、そこでのOIT（経口免疫療法）の扱いは、第9章治療の追記として「経口免疫療法は、現時点では専門医により研究的に行われている段階であり、一般診療の場において行うことは推奨しない」とされており、そこから何も変わっていない。

Cochrane Databaseは定期的にupdateされるが、食物アレルギーの経口免疫療法に関して2013年以降に改定されているのは卵アレルギーについてのみである[44]。最終量までの卵が食べられたのは対照群の11.9％に対してOIT参加者では39％（RR 3.39, 95％ CI 1.74 to 6.62）、部分的に摂取できたのはOIT群で40％（RR 5.73, 95％ CI 3.13 to 10.50）で、効果が認められるが、69％に治療中、軽度〜重度の副反応が起こった、という結果を示し、結論として「研究の規模が小さくエビデンスレベルが低い、大多数の患者で脱感作は可能、長期の耐性については不明、大きな問題は副反応が多いことだが通常は軽度で自然治癒する、アドレナリン（本文中ではepinephrineだが）の使用は稀であり、標準的なプロトコールがなく、臨床応用の前にガイドラインが必要である」としている。公的な立場で食物アレルギーに対する経口免疫療法の臨床応用に言及している著書や声明で、臨床応用する時期になったとしているものは世界中におそらく一つもないであろう。ほとんどが、大規模なランダム化比較試験の必要性を唱えて終わっている。

では、最終的に何が示されればゴーサインが出せるのだろうか。最近のWAO（World Allergy Organization）Journalの総説で、「OITに期待が寄せられているが副反応がしばしば起こることを考慮しなければならない、しかし、オマリズマブ（抗IgEモノクローナル抗体）の使用がハイリスクの患者でも副反応を減らすことが示され、より早く成功裡に治療できる可能性を示している」と書かれている[45]。しかし、これは少々勘違いをしているのではないだろうか。確かに、自宅での増量期間中の副反応を減らすには、このような方法がある程度役に立つと思われるが、最重症の患者であっても、筆者らの方法であれば、ほとんどの症例で治療は可能である。問題は、治療後長期間にわたって摂取を続けることが必要で、その間に、数か月〜1年以上経過した後でも、問題が起こることがあるということであって、IgG分画のオマリズマブはほぼ3週間ごとに血中濃度は半減するので、長期的な効果は望

41) Bégin P, Dominguez T, Wilson SP, et al. Phase 1 results of safety and tolerability in a rush oral immunotherapy protocol to multiple foods using Omalizumab. Allergy Asthma Clin Immunol 2014;10:7.

42) Takahashi M, Taniuchi S, Soejima K, et al. Successful desensitization in a boy with severe cow's milk allergy by a combination therapy using omalizumab and rush oral immunotherapy. Allergy Asthma Clin Immunol 2015;11:18.

43) Noh G, Jang EH. Dual specific oral tolerance induction using interferon gamma for IgE-mediated anaphylactic food allergy and the dissociation of local skin allergy and systemic oral allergy:tolerance or desensitization? Investig Allergol Clin Immunol 2014;24:87-97.

44) Romantsik O, Bruschettini M, Tosca MA, et al. Cochrane Database Syst Rev. 2014 Nov 18;11:CD010638. Oral and sublingual immunotherapy for egg allergy.

45) Umetsu DT, Rachid R, Schneider LC. Oral immunotherapy and anti-IgE antibody treatment for food allergy. World Allergy Organ J 2015;8:20.

めない。

　実施に際して、解決すべき課題は山積みである。患者の選択も大きな問題であるが、ここにも二律背反する要素があり、軽症例は自然寛解率も高いので、あえてこのような治療をすることなく除去を続けていればよい、という考えがある。しかし、自然寛解を予測することは困難で、また、軽症例であれば治療することもそれほど困難ではない。重症例ほど自然寛解の希望は小さく、誤食による危険度も高い。だから、重症例ほど、治療しておきたい。しかし、当然、重症例ほど治療に伴う危険性も高い。

　おそらく、今後、経口免疫療法に関する研究が相当に進歩しても、**アレルギーの原因食品を食べる方法での治療では、危険性のない治療法が確立されることはないであろう**。また、標準化ということもしばしば言われるが、ただ一つの実施方法だけが他よりもはるかに安全で効果が高いという可能性も低いであろう。保険適応もあり正式に認可されているSCITにおいても、症状を誘発しない少量から始めて、徐々に増やす、という大きな原則だけあって、週に1〜2回の通院で実施する通常法、数週間で維持量に到達する急速法、数日で実施する超急速法、間欠的に集中して行うクラスター法、さらに新しい方法としてリンパ節内注射法の試みなどさまざまな実施様式があり、それぞれに長所、短所があり、患者側と医療側のさまざまな条件の折り合う方法で行われている。今、食べることで食べられるようになる道が開ける可能性があることをすでに多くの医療者も患者も知っていて、実は、実地臨床の中にじわじわと入り込んで少しずつ、広く実践されているという現実がある。正式に認められない治療であるから、まるで地下に潜って隠れて実施するような状況になりかねない。それがいちばん危険なのではないだろうか。

　何かにつけ、欧米追随の姿勢から抜けられないわが国であるが、食物アレルギーに対するOITの臨床応用を世界で最初に認める国として、わが国よりも適切な国は存在しないと筆者は考える。なぜなら、これほど、全国民が一定以上のレベルの医療を、特別な費用の負担なく、いつでも受けられる国は、日本以外にはないからである。医療に限らず、さまざまな意味での文化度についても、同様に、大きな上下の隔たりがなく平均化していることも特徴であろう。そのことは、食物アレルギーによるアナフィラキシー死が、1億3千万人近い人口を抱えるわが国で年間3人程度しか発生していないという事実によっても如実に語られていると思う。

Message プライマリ・ケアの現場への提言 ④

　まずは、急性症状に対する対応法を適切に指導することが何より重要だと思います。当然エピペン®も候補になりますが、処方する場合は、副作用も含めて、使用法、注射のタイミング、管理の方法など、詳しい指導が必要です。

　食物アレルギーに対する経口免疫療法（OIT）は、現時点では正式に認可された治療法ではなく、実施の方法論が確立したわけでもありません。筆者の施設には、OITを求めて受診する患者さんが非常に多いので、ある意味、OITを実施しやすい環境にあります。一般の医療機関でOITを推奨するかどうかは難しい問題だと思いますが、そのような方法があるという情報は是非、伝えるべきだと思います。

　また、実際には大多数を占める軽症例について、ちょっと食べてみて摂取量を調節するといったことは、一般家庭でも試みられている方法であり、それを計画的に実施することで安全性を高められると思います。勿論、インフォームドコンセントは重要です。

　OIT実施中の副反応で他の医療機関を受診すると、そんな治療をしているのが悪い、と非難されることがあります。全く副作用のない治療法を確立することは極めて困難ですが、多くの患者さんはOITの結果、完全解除に至らないまでもある程度の摂取は可能になります。長期にわたって厳格な除去食を継続することの身体的、時間的、精神的、経済的負担は大変なものであり、微量の誤食でアナフィラキシーを起こす不安を抱えての生活は大変なストレスです。

　OITを成功させるためにみんなの力を合わせて欲しいと思っています。世界で最初にOITが一般治療として実施できるのは、どこでも標準的な医療が可能な態勢の整ったわが国をおいて他にはないと思います。

● 食物アレルギーのパラダイムシフト
－経口免疫寛容と経皮感作を踏まえた新戦略－

第 5 章

食物アレルギーのこれから

第5章 食物アレルギーのこれから

Key Sentence
❖「とりあえずやめておきましょう」はナンセンス
❖「ちょっと食べてみる」本当の意味とは？
❖ 皮膚が荒れているとアレルギーマーチが進行する
❖ 食べるべきか、食べないべきか？

Key word 離乳の時期、アレルギーマーチ、予防

　第1章で、食物アレルギーを巡って起きているパラダイムシフトについて書き、第2章から第4章まで、現在の食物アレルギーの診療における標準的指針と個人的な見解を述べた。これから先、我々はどのように進むべきかを最後に考えてみたい。

1　「とりあえずやめておく」はやめる

　今、我々が最も認識しなければならないことは、**食べることは基本的に経口免疫寛容を誘導するのであって、食べるから食物アレルギーになる（発症する）のではない**、ということである。医療者は、どうしてもその場の安全を考えて、とりあえず今は食べるのをやめておこう、という指導に傾きやすい。しかしそれが、不必要な除去を増やす、QOLを障害する、栄養的な問題を生じる可能性がある、などこれまで指摘されてきた種々の問題にとどまらず、食べないでいることが経口免疫寛容の機会を逸して食物アレルギーを発症させる、ということに考えが及ばなければならない。

　最近のエコチル調査の離乳食に関する調査結果を**図5-1**に示す。エコチル調査[1]とは、環境省が主催する環境を意味する「eco-」と子どもたちを表す「children」の頭文字をとった造語で、環境要因が子どもの健康に与える影響を明らかにすることを目的に実施されているが、離乳食開始の時期が、食物アレルギーを心配して遅くなっている現状が示されている。卵や牛乳は10か月で2割近く、1歳でも1割近くがまだ食べさせていない。ピーナッツは1歳になっても95％以上が食べてない。この時期にピーナッツを食べさせた方がいいという栄養学的な理由はないが、食べ始めた方がピーナッツアレルギーになりにくいことは、LEAPスタディで明確に示されたことである（☞p.18〜22）。

　通常の離乳の時期に達したら、一般的に勧められている食品を開始するこ

1) http://www.env.go.jp/chemi/ceh/

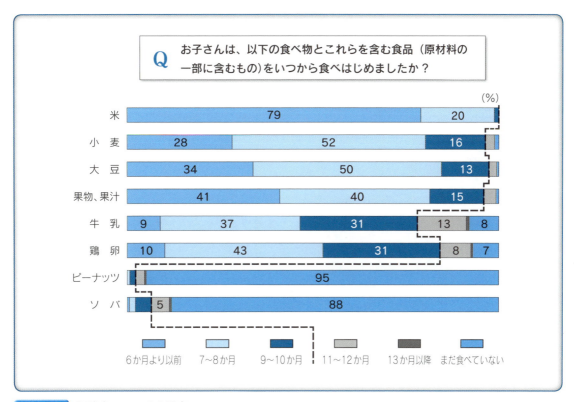

図5-1 環境省　エコチル調査（点線は筆者追記）

「Q：お子さんは、以下の食べ物とこれらを含む食品（原材料の一部に含むもの）をいつから食べはじめましたか」という問いに対する母親の回答（回答数：58,418件）

とを食物アレルギー発症予防の意味でも基準とすべきである。離乳の時期については、現在、わが国では5、6か月とされており、従来よりも遅く設定され、欧米と比較しても遅くなっている。これをもっと早めるべきかどうかに関しては、さらに新たな検討がわが国において実施される必要があるが、さらに遅くなることは避けるべきである。医師の間でも、食物アレルギーの予防のために離乳を遅らせる指導は極めて広く行われている。離乳期より前にすでに食物に対する感作が強くなっていることはあるので、初めて食べるときにはごく少量で試す、しばらく観察する、などの注意は勿論必要であるが、遅らせることに意味はないという原則をしっかり認識することが肝要である。

2 とにかく皮膚を治す

食物アレルギーはバリア機能障害の皮膚から起こることも明らかになった。したがって、その対策は早く皮膚を健全な状態に戻すことである。アトピー性皮膚炎の診断基準は「1.瘙痒（痒いこと）、2.特徴的な皮疹（実態は湿疹）、3.慢性（乳児で2か月、その他では6か月以上）」と極めて単純なものであり（**図5-2**）[2]、これに当てはまればアトピー性皮膚炎と診断してよい、あるいは診断するべき、であるが、世の中ではなかなかアトピー性皮膚炎という診断名を患者に告げないようである。しかし、早期に皮膚バリア機能障害を認識して直ちにしっかりした対策を取るためには、単なる湿疹でそのうち自然に治るような期待を持たせるのではなく、アトピー性皮膚炎という診断をして、皮膚バリア機能の障害が食物アレルギーを含む**アレルギーマーチ**を進行させることにつながる、という意識を持つことが必要である。

筆者は以前に、アトピー性皮膚炎の適切な治療は皮膚症状の改善だけでな

[2] 一般社団法人日本アレルギー学会アトピー性皮膚炎ガイドライン専門部会．アトピー性皮膚炎診療ガイドライン2015．協和企画，2015，表3-1．

---

1. 瘙　痒
2. 特徴的皮疹と分布
    ① 皮疹は湿疹病変
        - 急性病変：紅斑、湿潤性紅斑、丘疹、漿液性丘疹、鱗屑、痂皮
        - 慢性病変：浸潤性紅斑・苔癬化病変、痒疹、鱗屑、痂皮
    ② 分　布
        - 左右対側性
            好発部位：前額、眼囲、口囲・口唇、耳介周囲、頸部、四肢関節部、体幹
        - 参考となる年齢による特徴
            乳児期：頭、顔にはじまりしばしば体幹、四肢に下降。
            幼小児期：頸部、四肢関節部の病変。
            思春期・成人期：上半身（頭、頸、胸、背）に皮疹が強い傾向。
3. 慢性・反復性経過（しばしば新旧の皮疹が混在する）
    乳児では2か月以上、その他では6か月以上を慢性とする。

上記1、2、および3の項目を満たすものを、症状の軽重を問わずアトピー性皮膚炎と診断する。そのほかは急性あるいは慢性の湿疹とし、年齢や経過を参考にして診断する。

図5-2　アトピー性皮膚炎の診断基準

（アトピー性皮膚炎診療ガイドライン2015．協和企画，2015，表3-1より）

く、家族全員のQOLを改善することを示すために、Itch-Scratch-Catch cycleという概念を提唱した[3]が、最近はここにアレルギーマーチ進行阻止を組み込んで、患者教育の資料として使っている（図5-3）。

3）栗原和幸. アトピー性皮膚炎治療におけるステロイド外用剤 疾病のステージを考慮したステロイド外用剤の積極的使用. 日小児アレルギー会誌 2003;17:519-25.

3 ちょっと食べてみる

食物アレルギーが適切に診断されれば、まず除去が基本となる。しかし、該当する患者全体からみて、完全除去を徹底しなければいけない患者は、実はそう多くはない。血液検査の特異的IgE値に関して、プロバビリティーカーブなども知られるようになったが、これも、検査の手順に従って増量していった場合に症状が出る患者の割合を示すものであって、完全除去が必要な割合を示しているわけではない。

筆者は、「ちょっと食べてみる」方向へ多くの医療者の意識が変われば、食物アレルギー全体の状況は大きく好転すると考えている。「ちょっと」という表現はあまりに大まかで誤解を招きかねないので、ある程度の基準を示

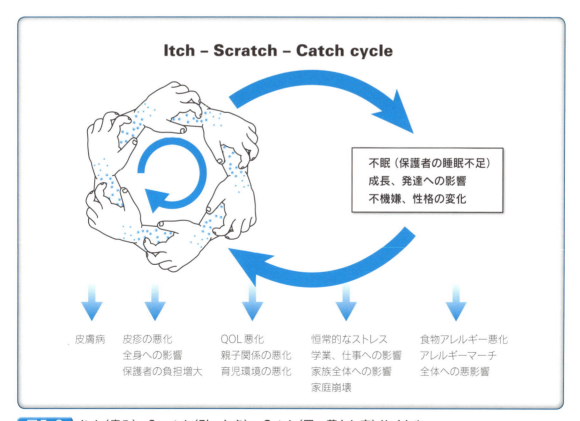

図5-3　Itch（痒み）－Scratch（引っかき）－Catch（罠、落とし穴）サイクル

すべきであると思うが、現在、食べる前に摂取できる量、症状を誘発する量を予測できるマーカーは存在しないので、あらかじめ適切な数量を決めることは不可能である。しかしながら、非常に特異的IgE値が高い例や明らかに重篤な反応の既往のある例は個別に対応が必要であるが、そういう例を除けば多くは非常に軽症であり、そういった症例が経口負荷試験が受けられないために、完全除去のままでいることに大きな問題がある。第4章図4-18(☞p.112)で示した「微量開始漸増法」を参考にちょっと食べてみることを始めてはどうだろう。勿論、医師が食べることを勧めた場合には、そこから派生した問題について医師の責任は生じる。しかし、食べないでいることの危険性も示して、食べることの意義と危険性を説明し、納得の上で開始するのであれば、大きな問題にはならないだろう。開始する"**微量**"について、第1章**表1-3**(☞p.45)のような量を設定すれば、多くの場合は問題なく開始できるであろう。

6か月時に小麦で強い症状を経験し、血液検査で小麦、ω-5グリアジンの陽性が確認されたが、卵白でより強い反応が認められ、小麦とともに卵も除去するように指示された状態で当方を初診となった。すぐに固ゆで卵の経口負荷試験を実施し、ごく軽度の誘発症状を認めたが、より少量からまず固ゆで卵黄を開始し、2か月ほどで1/2個の摂取が可能となったのに続いて固ゆで卵白を少量から開始し、3か月半で1/2個まで摂取が可能となり、継続して摂取している。初診6か月後の血液検査では卵関連の特異的IgEは低下し、除去を続けている小麦関連は上昇していた(**図5-4**)。卵の早期摂取開始で卵アレルギーが本格化するのを防げたと考えられる。

経口免疫寛容を支持する情報が量的にも質的にも目覚しい進歩を遂げたので、食物アレルギーを予防するために、発症前に離乳期から幅広い食物の摂取を進めるということへの反論はかなり少なくなるだろう。しかし、**すでに発症していることがわかった場合にはどう対応すべきであろうか**。アレルギーの全くない状態から、ごく軽度の感作が始まった状態、感作が進行し明らかな症状が出る状態、これらは実際は連続したスペクトラムであり、その境界に明確な線を引くことは難しい。離乳期、まだアレルギーのない状態で早期に摂取食物の範囲を広げることが食物アレルギーの予防になる、非常に強い反応を起こす場合はとりあえずは除去とする、しかし、**その境界域にある場合、食べないでいる間に食物アレルギーの状態が顕在化していく可能性は十分にある**(**図5-5A**)。一方、この状態で、少しずつ食べ始めることでアレルギーが本格化することを防げる可能性が考えられる(**図5-5B**)。

予防的に発症前に経口摂取を開始することと、感作の初期に症状をコントロールしながら経口摂取を行うことの境界は接している。これを後者は治療

6か月	初めて小麦（パン粥）を摂取してアナフィラキシー、救急搬送されて1泊入院。 血液検査：小麦 クラス4（30.2U$_A$/mL）、ω-5グリアジン3（15.0）、 　　　　　卵白4（22.2）、卵黄2（1.8）、オボムコイド1（0.6）、 　　　　　その他　牛乳、大豆、ピーナッツは0（＜0.10）。 小麦と卵の除去を指示された（卵は未摂取）。
8か月	当科紹介初診。 全身に湿疹が散在。ステロイド軟膏を処方、使用法説明。 1週間後に外来で固ゆで卵の経口負荷試験予定。
	1週間後、湿疹はほぼ完全に消失。 固ゆで卵経口負荷試験。卵黄は総量1/2個まで問題なし。 卵白は1/64個、1/32個の摂取で、右眼充血、右眼周囲発赤が出現して中止。 口に入れてなめた指で目を掻いたための症状とも考えられた。
	卵黄1/16個から、可能なら毎日1回摂取、1週間ごとに2〜3割程度増量、の方針。 2か月で卵黄1/2個に到達。 その後、卵白を3mm角から開始し、同様に増量、3か月半で1/2個に到達。 この間特に誘発症状を認めず。
1歳2か月	血液検査：小麦4（45.6）、ω-5グリアジン4（21.4）、 　　　　　卵白3（14.5）、卵黄1（0.52）、オボムコイド1（0.38）。

図5-4　卵の早期経口摂取で卵アレルギーの増悪を防止できたと考えられる症例

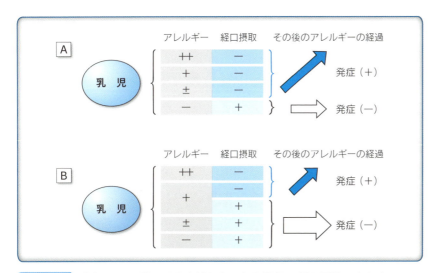

図5-5　食物アレルギー既発症例を含めた早期経口摂取開始の考え方

離乳期から多品種の食物を摂取する方向に変わりつつあるが、すでにアレルギーを発症している場合には除去が基本である（A）。軽度のアレルギー感作・症状の場合は早期に摂取可能量を判断して開始することで、その後のアレルギーの増悪を防止できる可能性がある（B）。

に当たるから許可すべきではない、と紋切り型に分類すべきではないだろう。乳幼児期に多い卵、牛乳、小麦のアレルギーは自然寛解が高い。しかし、寛解するかどうかを予測することは現時点では不可能である。重症化すればこの時期に本格的な経口免疫療法（OIT）を実施することは困難であるが、感作の程度が軽く、症状も軽症であれば、経口摂取を開始することに大きな困難や危険はなく、アレルギー状態の進行・増悪を予防するという考えで、早期の経口摂取開始も考慮されるべきだと思う。

4 しかし、食べることは危険である

しかし、食物アレルギーの可能性のある患者に多少ともアレルギー食品を食べさせることには危険性が伴う。それで、当面の危険性を回避するために、これまでは「とりあえずやめておきましょう」という指導が優先してなされてきた。しかしその影で、その除去、あるいは開始の遅れのために、膨大な食物アレルギー患者が生まれてきた可能性が明らかになってきた。そういったことを含めて、総合的な危険性について考慮し、その説明を理解してもらい、食べることの危険性とその対策についても説明し、十分なインフォームドコンセントの上で実施することは言うまでもない。

5 専門医療機関で経口免疫療法を

国の内外を問わず、食物アレルギーに対しての経口免疫療法を正式に認可しようとする動きは今のところないだろう。しかし、ごく一部の専門機関が研究のためだけにこの治療を実施している多くの外国の事情と異なり、裾野の最も広い広がりを見せているのがわが国であるだろう。そしてそれは、全国津々浦々まで、ある程度のレベルの医療が、すべての国民に等しく保障されているという世界でも稀な国だから可能なことであり、それが、食物アレルギーのためのアナフィラキシー死が、年間数人しかいないということとも密接に関係しているのだろう。そういったことを考えると、わが国が食物アレルギーの経口免疫療法を公的に認知する世界で最初の国となることはむしろ当然ではないかと思える。経口免疫寛容の積極的応用と経皮感作の防止による食物アレルギー発症予防、そして発症例（ごく軽症例～重症例）に対しての経口免疫療法、これらによって食物アレルギーの診療が全く新しい時代を迎えることを期待したい（**図5-6**）。勿論、重症度に応じて対応方法を個々

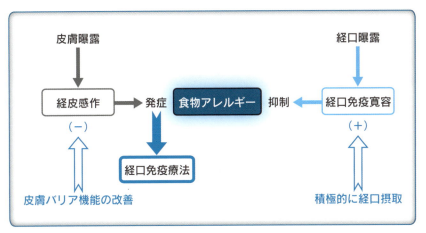

図5-6 食物アレルギーの発症と予防と治療（仮説）

に検討し、重症例は専門機関で対応するネットワークが全国規模で形成されていくことも必要である。第2章でも引用したが、Bockらが報告した食物アレルギーによるアナフィラキシー死の32症例[4]で、注目すべき点の一つは「一人を除いて事前に食物アレルギーがあることは知っていた」という点である。つまり、慎重に除去食を実践していても、その間の誤食は避け切れないのである。

Barbiらは2008年に、アトピー性皮膚炎に対する無思慮な除去食の指導が蔓延して食物アレルギーとアナフィラキシーを増やしている、と推測し、経口免疫療法がその解決策であると述べている[5]。彼らはこの中で、自ら経験した食物アレルギーによる死亡例を含め、不必要な除去食の結果、耐性を失って明らかな食物アレルギーの症状を起こすようになった症例報告を集め、Immunological risk of exclusion diet："The factory of anaphylaxis"（除去食の免疫学的危険性："アナフィラキシー生成工場"（筆者訳））とイタリア人らしい表現を残している。しかし、慎重な立場で熟慮していた、というだけで、その間に起こる負の現象のすべてから放免されるわけではないであろう。

食物アレルギーにおけるパラダイムシフトを正しく認識して、今、新しい一歩を踏み出す時だろう。

4) Bock SA, Muñoz-Furlong A, Sampson HA. Fatalities due to anaphylactic reactions to foods. *J Allergy Clin Immunol* 2001;107:191-3.

5) Barbi E, Berti I, Longo G. Food allergy: from the of* loss of tolerance induced by exclusion diets to specific oral tolerance induction. *Recent Pat Inflam Allergy Drug Discov* 2008;2:212-4.
*筆者注：原文がこのようになっているが，このofは不要であろう

Message　プライマリ・ケアの現場への提言 ⑤

　食物アレルギーの患者さんをOITで治療してみて、食べられないものがあったり、食物アレルギーの不安を持ちながら生活したりしていることの大変さを改めて痛感しています。

　予防こそ大切です。これまでさまざまな試みが失敗してきましたが、今、これまでとは大きく異なる食物アレルギーの発症の解明が進んできて、そこから新規の予防法（皮膚のバリア機能の改善、摂取可能な食品は早期に摂取を開始）が見えてきました。

　10年後、20年後に、食物アレルギーの発症頻度が大きく減っていることを夢見ています。

用語解説

● 免疫療法（immunotherapy）

　現在、がんの治療などにも免疫療法が試みられており、アレルギー疾患の治療として行う場合、正式には**アレルゲン免疫療法**（allergen immunotherapy：**AIT**）と呼ぶ。過去には**減感作療法**（hyposensitization）、**脱感作療法**（desensitization）と呼ばれ、現在でも臨床においてはしばしばこれらの呼称が用いられている。

　AITとは、IgEの反応によって起こるアレルギー疾患に対して、原因となるアレルゲンを繰り返し投与して、そのアレルゲンへの曝露によって起こる症状を緩和することを目的とする治療である。歴史的には1911年のNoonによる枯草熱の治療の報告が最初と考えられる（Noon L. Prophylactic inoculation against hay fever. *Lancet* 1911;177:1572-1573）。アレルギー反応の誘発を防ぐために、ごく少量のアレルゲンで開始し、徐々に増量する。投与の間隔、最大量に到達するまでの時間にはさまざまな方法があり、その様式によって通常法（週に1〜2回投与で数か月〜1年）、急速法（日に数回投与で数週間）、クラスター法（間欠的に急速法に準じた方法で投与、数か月）、などと呼ばれる。最大量に達した後に、維持療法として数週間ごとに投与を継続するが、継続期間について明確な基準はなく、通常は3〜5年間とする。中止後も、長期的な効果の継続が期待できることが一般的な薬物療法と大きく異なる点であり、**疾患予後を改善させる可能性のある唯一のアレルギー疾患根治療法である**。AITの効果は、基本的には治療に使用したアレルゲンに特異的であるが、二次的な効果として、その後の新たな感作やアレルギー疾患の発症を予防する効果もある。

　投与経路は、歴史的には皮下注射によって始まり**皮下免疫療法**（subcutaneous immunotherapy：**SCIT**）と呼ばれるが、**舌下免疫療法**（sublingual immunotherapy：**SLIT**）が近年広まりつつあり、重篤なアナフィラキシーなどの誘発がほとんどなく、安全性に優れると考えられている。また、リンパ節に注射する**リンパ内注射免疫療法**（intralymphatic immunotherapy：**ILIT**）、あるいは皮膚に貼付する**経皮免疫療法**（epicutaneous immunotherapy：**EPIT**）方法も試みられている。

　食物アレルギーに対してもSCITやSLITが試みられたが、どちらも大き

な成果には結びついておらず、SCITでは強い副反応が問題となった。近年特定の食物を経口的に摂取できることを目的として、アレルゲンとなる食品を経口摂取する方法で治療が行われるようになり**経口免疫療法**（oral immunotherapy：**OIT**）と呼ばれる。筆者らはこの治療を開始する時点で**特異的経口耐性誘導**（specific oral tolerance induction：**SOTI**）と名づけたが、その後、得られる効果として耐性と減感作を使い分ける考えがあり、また上述のように投与経路によって分類する方式に準じて、現在はOITが一般的に使われる。

　AITが臨床効果を発揮する作用機序は必ずしも明確ではないが、制御性T細胞や制御性B細胞の誘導によりTh2に偏移した反応をTh1寄りにシフトさせ、また、IgG4の産生は遮断抗体として歴史的に有名であるが、マスト細胞上の抑制性レセプター（CD32/FcγRIIBなど）を介して脱顆粒を抑制することも示されており、さらに特異的IgE、好酸球、マスト細胞を減少させて最終的にアレルギー性炎症を改善させる、と考えられている。

　免疫療法の最大の欠点はアレルギー症状を誘発する危険性がある、ということである。SCITと比較してSLITでは重篤な全身反応ははるかに少ないとされている。副反応を減らし、より少ない投与回数で確実な効果を発揮させる目的で、IgEと反応しないペプチドの使用、CpGモチーフの使用、DNAワクチンなどが研究されている。また、治療に先行して抗IgE抗体製剤を使用して血清IgEを減少させておく試みもある。

　我が国ではここ数十年の間にAITはどんどん廃れてきて、今では、アレルギー専門医においてもAITを実施している医師は稀な存在と言ってよいほどの状況になっている。その理由として、その間に開発された新薬により治療効果が著明に改善したこと、重篤な副反応の危険性があること、長期間にわたって注射を繰り返す苦痛があること、さらには保険点数が極めて低いこと、などが考えられる。しかし、我が国でも2014年にスギ花粉症に対するSLIT治療薬が新たに認可され、2015年はこれまでのハウスダストエキスに変わってダニエキスのSCIT治療薬、さらにダニSLIT治療薬が認可され、また、薬物療法の限界という側面からも、AITが再認識されつつある。治療法のなかった食物アレルギーの領域において、OITがAITの一つとして明確に位置づけられるかどうかが現在の課題である。

用語解説

● 制御性 T 細胞 (regulatory T cell、Treg)

　免疫系は個体の維持に必須のものであるが、過剰な作用を抑える機序がなければ暴走して種々の問題を起こす。1970年代には抑制性T細胞（サプレッサーT細胞）が盛んに研究されたが、実体が見つからず、分子生物学的にありえないことが分かり、一時期、この領域の研究はほとんど廃れてしまった。1995年になって、京都大学の坂口志文らによって自己免疫疾患の発症を抑制するT細胞群が明らかにされ、制御性T細胞と呼ばれるようになった（$CD4^+CD25^+$ Treg）。この細胞は胸腺で自然発生する内在性Treg（naturally occurring Treg：nTreg）であり、転写因子Foxp3がこの細胞群の特異的分子マーカーであり、マスター遺伝子である。*FOXP3*遺伝子の突然変異によって発症するのがX染色体伴性劣性の遺伝疾患であるIPEX（immune dysregulation, polyendocrinopathy, enteropathy, X-linked, X染色体連鎖免疫制御異常多発性内分泌障害消化器病）症候群である。

　現在、Tregのサブセットとして、末梢で分化誘導される誘導性Treg（inducible Treg：iTreg）も知られており、末梢においてTGF-β、IL-10、IL-4存在下の抗原刺激で誘導される（Tr1、Th3など）。

用語解説

● 口腔アレルギー症候群（oral allergy syndrome：OAS）

　当初は、単純に症状が口腔、咽頭粘膜に限局して起こるアレルギー症状を指して使われたが、現在では主に花粉症に関連して発症する果物、野菜によるアレルギーの症状を意味する。口腔、咽頭粘膜、耳の違和感、刺激感、痒みなどの症状が中心であるが、より広範囲の、より程度の強い症状に発展する危険性がないわけではない。

● 花粉-食物アレルギー症候群（pollen-food allergy syndrome：PFAS）

　花粉に感作されて、一般的な鼻結膜症状を中心とする花粉症を発症した後に、果物、野菜によるOASを発症する病態を指す。花粉と食物の間に交差抗原性のある共通アレルゲンが存在するために起こる。シラカバ花粉症においてリンゴをはじめとするバラ科果物アレルギーが起こることで認識されたが、その後、他のカバノキ科の植物（ハンノキ、オオバヤシャブシなど）やイネ科雑草、ヨモギなどの花粉によっても起こり、食品もより広範囲の果物、野菜、ナッツ、スパイスなどで起こることが知られるようになった。原因となるアレルゲンは通常、加熱や消化酵素によって分解されやすいので、一般的な症状はOASにとどまり、加熱調理すれば症状を誘発しないで食べられることが多い。

　従来は通常の食物アレルギーは経口感作によって起こると考えてこれをクラスI食物アレルギー、PFASによるものをクラスIIと呼ぶことが提唱されたが、経皮感作が知られて経口感作の概念が崩れた現在、この分類は適切ではない。

Index

太数字は詳述箇所を示す。

欧文

ABCDEアプローチ　52
AIT（アレルギー免疫療法）　137
anergy　10
Ara h 1　9, 106
Ara h 2　9, 78, 105
β_2刺激薬　93, 94, 116
β-ラクトグロブリン　35
BAT（好塩基球活性化試験）　74
Candida utilis　62
$CD 4^+ CD 25^+ Treg$　10, 138
CPP-ACP（乳たんぱく分解物）　64
CεGT　16
dual allergen exposure hypothesis
　（二重アレルゲン曝露説）　30
EAT study　23
EPIT（経皮免疫療法）　33
filaggrin　27～30
Foxp 3　16, 139
FTU（finger-tip-unit）　91
HRT（ヒスタミン遊離試験）　74
IgE　6, 27, 41, 74～78, 105, 137
　──, 牛乳特異的　13, 137
　──, 小麦特異的　15
　──, 特異的　72, 105
　──, ピーナッツ特異的　20, 105
　── 測定　74, 77
IgG　6, 10, 23, 74, 105
IgG4　21, 105
IL-1β　30
IL-4　16, 139
IL-10　9, 139
IPEX症候群　139
Itch-Scratch-Catch cycle　131
LEAP study　18
OAS（口腔アレルギー症候群）
　50, 119, **140**

OD錠　92
OIT（経口免疫療法）　98
oral mite anaphylaxis　65
OVA(ovalbumin)　6
PFAS（花粉-食物アレルギー症候群）　50, 63, 119, **140**
SCIT（皮下免疫療法）　**98**, 137
SLIT（舌下免疫療法）　**98**, 137
SLIT治療薬　138
SOTI（特異的経口耐性誘導）　97, 100, 138
TGF-β　9, 11, 42, 139
Th 1　27, 138
Th 2　27, 33, 138
Th 3　10
TNF　30
Tr 1　10, 139
Treg　10, 42, **139**
T細胞　10
zein　5

あ行

青魚　67
アセチルコリン　66
アトピー性皮膚炎　26～30, 36, 40, 90, 130
　──と食物アレルギーの因果関係　37
　──の診断基準　130
　──の成因　27
　──の治療のポイント　91
アドレナリン　95
　──吸入　93
　──筋注　93, 109
　──自己注射　58
アナフィラキシー　54, 81, 109
　──の原因アレルゲン　54
　──の対応　93
　──の定義　54
　──の発生頻度　55

アナフィラキシー死　55, **59**, 95
　──の直接死因　61
アナフィラキシー死亡率　56
アナフィラキシーショック　**61**, 94, 116
アナフィラキシー入院率　56
アネルギー　10
アレルギー　2, 4, 99
アレルギー性鼻炎　98
アレルギー物質を含む食品　87
アレルギーマーチ　90, **130**
アレルギー免疫療法　137
アレルゲン　2, 4, **67**, **75**, 137
アレルゲン含有量早見表　88
アレルゲン性（食品別）　**67**, 90
アレルゲン治療エキス　119

Ⅰ型アレルギー　73
イナビル®　64
イネ科花粉症　63, 98, 119
インフォームドコンセント　44, 125, 134

液性免疫　6
エコチル調査　129
エビ　49
エピペン®　51, 94, 125
エリスリトールアレルギー　62

オボアルブミン　6
オボムコイド　34, 78, 115
ω（オメガ）-5グリアジン　**78**, 132

か行

角質　30
加工食品　88
仮性アレルゲン　66
加熱　67, 90, **140**
加熱卵白　78, 102

可能性曲線　76
カバノキ科花粉症　63
花粉-食物アレルギー症候群
　　50，63，78，119，140
顆粒細胞　28
感作　3，4，25，75，120，137
緩徐経口免疫療法　111〜114
　　──の実施パターン　112

キウイ　49
気管支拡張薬　93
気管支喘息　29，93
キノコアレルギー　64
急速経口免疫療法　100〜111
　　──の長期成績　108
牛乳　12，45，49，67，109
牛乳アレルギー　12，64，116
牛乳特異的IgE　13
魚卵　67

クラスター法　124，137
グルタミン酸ナトリウム　66

経気道曝露　122
経口感作　25
経口耐性誘導療法　99
経口曝露　30，40，122
経口負荷試験　44，74，81
経口免疫寛容　2，4〜24，40
　　──の機序　10
経口免疫療法（OIT）　97，98，
　　135，138
経皮感作　3，25，30〜33，40
　　──のしくみ　30
経皮・経粘膜曝露　122
経皮免疫療法（EPIT）　33，137
経母乳経口感作　2，25
鶏卵アレルギー　18，101，103，
　　109，113〜115，133
血液分布異常性ショック　96
ケラチン線維　28
ケラトヒアリン顆粒　28
減感作　120，137

減感作療法　137

好塩基球活性化試験　74
口腔アレルギー症候群　50，119，
　　140
口腔内崩壊錠　92
交差抗原性　69，140
喉頭浮腫　61，93，95
甲殻類　54，67
抗原　75
抗ヒスタミン薬　91，117
呼吸不全　110
固形食　15，25
コチニールアレルギー　32
小麦　45，54，67，81，87，108
小麦アレルギー　32，68，104，118
小麦加水分解物含有石鹸　3，32
小麦特異的IgE　15
小麦負荷試験　81
コリン性蕁麻疹　73
コンポーネント　78，105

さ行

細胞性免疫　6
サリチル酸化合物　66

持続的不応答性　120
湿疹　28
　　──の治療　43
除去食　3，37，39，46，86
食事指導　45
植物性蛋白質　5
食物アナフィラキシー死の危険率
　　60
食物アレルギー　2，36
　　──の疫学　48
　　──の原因食品　49，50
　　──の症状　52
　　──の診断　72
　　──の頻度　49
　　──の免疫療法　98
　　──の有病率　49
　　──の罹患率　50

食物アレルギーサインプレート　97
食物アレルゲン　26，34，67
食物依存性運動誘発アナフィラキ
　　シー　51，54
食物間の交差抗原性　69
食物経口負荷試験　74，81
ショック　61，94，95，116
シラカバ　79，140
シラカバエキス　119
シラカバ花粉アレルギー　63，
　　140
シラカバ皮下免疫療法　119
人工呼吸管理　110
人工乳　13，25
尋常性魚鱗癬　27
蕁麻疹　72
　　──の病型分類　73

スキムミルク　90
スキンケア　40，43
スギ花粉　98
スギ花粉症　75
ステロイド外用剤　40，91
スパイスアレルギー　63

制御性T細胞（Treg）　10，138
世界保健機関　17
　　──の母乳栄養の勧告　17
舌下免疫療法（SLIT）　98，137
セリアック病　38
セロトニン　66
喘息　29，93

早期経口摂取　133
即時型反応　53

た行

タイトジャンクション　31
タイトジャンクションバリア
　　30
耐性　31，120
耐熱性蛋白　67
大豆　13，49，67，80

index

大豆アレルギー　79
大豆油　68
脱感作　120
脱感作療法　137
脱脂粉乳　90
ダニ　34, 65, 98
ダニアレルギー　65
ダニエキス　138
ダニ経口摂取アナフィラキシー　65
卵　18, 45, 67, 87, 108, 121
卵アレルギー　18, 101, 104, 109, 113, 114, 133
　　──に対する緩徐経口免疫療法　113
卵ボーロ　44
蛋白含有量　90

チーズ　67, 68, 90
遅発型反応　54, 55
虫刺傷　54
腸管細菌叢　11
超急速法　124
チラミン　66
チリダニ　34

天然保湿因子　30

トウモロコシ　5
特異的IgE　45, 72, 74〜78, 105
　　──測定　74
特異的IgG　105
特異的IgG4　105
特異的クローン除去　10
特異的経口耐性誘導（SOTI）　97, 100, 138
特定原材料　87
トルラ酵母　62

な行

ナッツ　68
ナッツアレルギー　68

二重アレルゲン曝露説　31
二相性T細胞介在疾患　27
二相性反応　54, 55
乳酸菌製剤　122
乳製品　68

は行

ハウスダスト　98
ハウスダストエキス　138
ハチミツアレルギー　63
パラダイムシフト　2
ハンノキ　140

ピーナッツ　9, 12, 19, 33, 58, 68, 105, 108, 121
ピーナッツアレルギー　9, 12, 19, 29, 68, 122
ピーナッツ経口負荷試験　19
ピーナッツ特異的IgE　20, 105
ビオチン欠乏　87
皮下免疫療法（SCIT）　98, 137
ヒスタミン　66, 91
ヒスタミンH_1受容体拮抗薬　91, 92
ヒスタミン遊離試験　74
ヒスチジン　66
非鎮静性抗ヒスタミン薬　91
皮内テスト　80
皮内反応　74
皮膚テスト　79
皮膚バリア機能　30, 40, 90
皮膚バリア機能障害　30, 43, 90, 130

フィラグリン　27
フィラグリン遺伝子変異　27
フェキソフェナジン　92
フェヌグリークアレルギー　63
負荷試験　44, 74, 81
副反応（急速期）　107
物理性蕁麻疹　73
プリックテスト　20, 53, 74, 79
プロバイオティクス　11, 122

プロバビリティーカーブ　76
プロフィラグリン　28
米国小児科学会　16
　　──の声明　17
$β_2$刺激薬　93
$β$-ラクトグロブリン　35
母乳　13, 42
母乳栄養　13, 17, 42
　　──に関する勧告　17

ま行

みかん誘発性の食物依存性運動誘発アナフィラキシー　63
ミルク　12

免疫グロブリン　6
免疫抑制　2, 42, 100
免疫療法の歴史　97

もやしアレルギー　80
モルガン菌　66

や行

ヨーグルト　68
抑制性レセプターFcγRIIb　107

ら行

ラクトグロブリン　35
落花生　49
卵黄　44, 67, 113, 132
卵黄ボーロ　44
ランゲルハンス細胞　30
卵白　6, 13, 67, 76, 102, 113

リカルデント®　64
リレンザ®　64
リンパ節内注射法　124, 137
離乳　15, 128
　　──開始の時期　18, 128
　　──の指針　18
　　──に関する方針　16

143

● 著者プロフィール ●

栗原　和幸（くりはら・かずゆき）

神奈川県立こども医療センター母子保健局長・アレルギー科部長

1977年	千葉大学医学部卒業
1980年	神奈川県立こども医療センターアレルギー科シニアレジデント
1982年	東京慈恵会医科大学小児科助手
1983年	神奈川県立こども医療センターアレルギー科医員
1986年	ロンドン大学附属 国立心肺研究所アレルギー・臨床免疫部（A. B. Kay 教授）リサーチフェロー
1988年	東京都立母子保健院小児科医院
1989年	国立小児病院二宮分院医長
1993年	神奈川県立こども医療センターアレルギー科部長
2013年	現職

食物アレルギーのパラダイムシフト
―経口免疫療法と経皮感作を踏まえた新戦略―

2015年11月25日　第1版

著　者	栗原 和幸
発行者	稲田 誠二
発行所	株式会社 リブロ・サイエンス
	〒163-8510　東京都新宿区西新宿2-3-3
	KDDIビル アネックス2階
	電話 (03) 5326-9788
印　刷	株式会社 ルナテック

ⓒKURIHARA Kazuyuki, 2015
ISBN 978-4-902496-53-6
Printed in Japan

本書の複製権・翻訳権・上映権・譲渡権・公衆送信権（送信可能化を含む）は㈱リブロ・サイエンスが保有します。

本書の無断複写は著作権法上での例外を除き禁じられています。複写される場合はそのつど事前に㈱リブロ・サイエンスの許諾を得て下さい。

落丁・乱丁は小社宛にお送り下さい。送料小社負担にてお取り替えいたします。